Barbara Wren

Selbstheilung durch Lichtenergie

Die Kraft der Körperzellen stärken

Aus dem Englischen von Johanna Ellsworth

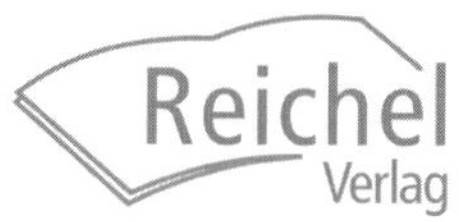

Hören Sie mehr unter www.hayhouseradio.com

91365 Weilersbach, Reifenberg 85
Tel: 0049(0)9194-8900, Fax 0049(0)9194-4262
E-Mail: info@reichel-verlag.de
www.reichel-verlag.de

Umschlaggestaltung Christian Wolf

Hinweis

Die in diesem Buch vorgestellten Behandlungsmöglichkeiten ersetzen keinen Arzt oder Heilpraktiker. Manifeste Erkrankungen sollten vor Selbstversuchen unbedingt diagnostisch abgeklärt werden. Massive körperliche Beschwerden oder ernsthafte seelische Probleme gehören grundsätzlich in die Hand eines erfahrenen Therapeuten.

ISBN 978-3-941435-05-6

Für meine Großmutter Jane,
die mir von klein auf beigebracht hat,
dass Liebe die Welt am Leben erhält.

»Der menschliche Körper ist das beste Miniaturporträt des Universums. Was im menschlichen Körper nicht existiert, lässt sich auch nicht im Universum finden, und was im Universum existiert, lässt sich im menschlichen Körper finden.«

Mahatma Gandhi

Inhalt

Vorwort

Als ich Barbara Wren zum ersten Mal begegnete, strahlte sie eine Energie aus, die mir sofort sympathisch war. Auch wenn sie Gesundheit und Heilung sehr ernst nimmt, spricht sie immer mit einem Augenzwinkern darüber. Was ihren Unterricht so schön und erfrischend macht, ist die Tatsache, dass er den Zuhörer mit einem tiefen inneren Wissen verbindet. Alles, was sie sagt, hat eine starke Beständigkeit und Bedeutung und schwingt im Einklang mit bestimmten Gefühlen, die wir alle schon mal gespürt, aber vielleicht wieder verdrängt haben. Sie spricht voller Integrität, weil sie ihre Philosophie täglich lebt.

Obwohl ich bei unserer Begegnung schon ein vertieftes Wissen über Gesundheit und Heilung hatte, inspirierte mich ihre Diskussion, wie wir Licht absorbieren und nutzen, dazu, an ihrem Unterricht teilzunehmen. Über einen Zeitraum von zwei Jahren lernte ich Dinge über den menschlichen Körper und seine Verbundenheit zum riesigen Universum, die mich dazu brachten, tief in meinem Inneren zu forschen. Bei Barbaras Grundphilosophie geht es um die persönliche Verantwortung und Kraft, und genau das ist es, was ihre Arbeit so reizvoll macht. Sie lädt jeden Schüler dazu ein, sein Leben in die eigene Hand zu nehmen und sich auf eine Reise zu den tieferen Ebenen der Gesundheit, Freiheit und des Glücklichseins zu begeben. Wenn Sie unter schlechter Gesundheit leiden – egal ob langfristig oder erst seit Kurzem – wird dieses Buch Ihnen Zugang zu einem Verständnis Ihrer selbst geben, das es Ihnen ermöglicht, echte dauerhafte Heilung zu erreichen. Wenn Sie schon auf dem Weg zur Heilung sind, werden Sie hier Mittel finden, die den Heilungsprozess drastisch beschleunigen und rasche, aber deutliche Veränderungen bringen können. Als ich Barbaras Lehren für mich entdeckte, erfreute ich mich schon seit vielen Jahren guter Gesundheit und tiefer Zufriedenheit. Vielleicht denken Sie nun, Barbara hätte mir deswegen kaum etwas Neues zu bieten gehabt, aber das stimmt ganz und gar nicht. Ich probierte ihre Lehren aus. Ich stellte Recherchen über die zahlreichen renommierten Ärzte und Philosophen an, die sie inspiriert hatten, und diese Reise hat mein Leben grundlegend verändert. Ich habe so viele Bewusstseinsebenen erlebt und mein Wissen über Gesundheit und Heilung hat so viele neue Aspekte bekommen, dass mich die Kraft des Prozesses immer noch erstaunt und fasziniert.

Barbara teilt ihre Philosophie nicht nur mit anderen, sondern hat auch in über drei Jahrzehnten tiefgründige Erfahrungen gesammelt, bei denen sie anderen geholfen hat, ganz zu werden und ihr Leben unter Kontrolle zu bringen. In dieser Zeit hat sie einen erstaunlichen ›Medizinkoffer‹ an Methoden zusammengestellt. Diese setzt sie sehr wirksam ein, um positive Veränderungen in ihrem eigenen Leben und dem Leben der vielen Leute zu bewirken, die in all den Jahren ihren Rat und ihre Weisheit gesucht haben. In diesem Buch teilt sie jede dieser Methoden mit Ihnen und lädt Sie dazu ein, sie selbst auszuprobieren und ihre einzigartige Wirkung zu erleben. Ich kann Ihnen nur wärmstens empfehlen, das zu tun. Ihre Einfachheit und Kraft verändern das ganze Leben.

Stellen Sie sich vor, Sie besitzen ein wunderschönes Auto und entdecken plötzlich, dass Sie alles Wissen in sich tragen, das Sie brauchen, um das Auto in perfektem Zustand zu halten. Fügen Sie dieser Vorstellung alle Werkzeuge hinzu, die Sie brauchen, um das zu erreichen – dann bräuchten Sie den Wagen nie mehr in die Werkstatt zu bringen. Barbara vergleicht den Körper mit einem Auto und zeigt jedem von uns, wie wir das Wissen offen legen können, wie man das Fahrzeug in einwandfreiem Zustand bewahrt. Dieses Wissen schlummert in jedem von uns.

Barbaras Lehren gehören zu den beeindruckendsten Kenntnissen, die mir in meinen langen Studienjahren begegnet sind. Sie ist eine echte Visionärin. Da ich ihre Lehren in meinem eigenen Leben und im Leben meiner Klienten getestet und angewandt habe, kann ich mit absoluter Sicherheit sagen, dass sie tatsächlich funktionieren. Aber probieren Sie sie selbst aus. Ich glaube, Sie werden überrascht sein, wie anders Sie sich fühlen können.

Barbara hat auch eine Philosophie, die unbedingt auf die heutige Zeit zutrifft. Sie hilft Menschen, Zugang zu dem Wesen zu finden, das sie in Wahrheit sind, und ihr Leben wirklich selbst in den Griff zu bekommen. Was sie sagt, macht Sinn und zeigt eine neue Sicht über Gesundheit und

Heilung. Dieses Buch entschlüsselt das Geheimnis, wie Sie Gesundheit erlangen können, und weist Ihnen die Kontrolle über das Wesen, das Sie sind, und die Richtung, die Sie gehen. Barbara bittet Sie nicht, ihr zu glauben, sondern die Schwingungen der Wahrheit selbst zu fühlen. Wir alle wurden mit einem inneren Wissen geboren, wer wir sind und was unsere Aufgabe ist, doch zu viele von uns haben das vergessen und sind vom Leben abgelenkt worden. Barbara fordert jeden von uns heraus, die volle Verantwortung für sein eigenes Leben zu übernehmen und uns darauf zu besinnen, wie wunderbar und erstaunlich wir in Wirklichkeit sind. Wir sind Wesen, die durch Licht aufblühen und gedeihen und die Fähigkeit besitzen, Licht in und um jede Zelle unseres Körpers zu speichern. Das verleiht der Vorstellung der Erleuchtung eine ganz neue Bedeutung und macht den Geist offen für neue Möglichkeiten. Setzen Sie sich also hin, entspannen Sie sich und bereiten Sie sich darauf vor, Ihr erstaunliches Potenzial zu entdecken.

Andy Baggott

Danksagungen

Meinen Kindern und Enkelkindern, die freiwillig oder unfreiwillig zu einem großen Teil meines Lernens geworden sind. Meinem Sohn Benjamin, der die ganze Zeit mit mir zusammengearbeitet hat, und das trotz einem College, das heutige Denkweisen weiterhin hinterfragt, bin ich zu besonderem Dank verpflichtet.

Auch geht mein Dank an Andy Baggott dafür, dass er dieses Buch voller Inspiration und Intuition als Ghostwriter verfasst hat, und an seine Partnerin Debbie für ihre andauernde positive und zauberhafte Unterstützung während der Entstehung dieses Buches.

Ich danke auch Michelle Pilley und allen Mitarbeitern des Hay House Verlags für diese wunderbare Chance, mein Wissen in einer Zeit ausdrücken zu können, in der das Unterrichten am College immer weniger Freiheiten genießt.

Teil I

Wie unser erstaunlicher Körper im Einklang mit dem Universum schwingt

1
Die Verbindung zur inneren Weisheit aufnehmen

Wir leben in der aufregendsten Ära aller Zeiten. Die Erde durchläuft wesentliche Veränderungen und unsere Galaxie bewegt sich in ein neues astrologisches Zeitalter hinein. Fast täglich werden in der Wissenschaft und Technik neue Entdeckungen gemacht. Neue Spezies werden in der Naturwelt entdeckt, altes Wissen, das als verloren galt, taucht wieder auf, und uns steht ein riesiger Berg an neuen Informationen zur Verfügung. Wir kommunizieren auf einer Ebene miteinander, die die Menschheit bisher noch nie erreicht hatte. Wir haben jetzt einen freieren Zugang zu Informationen als je zuvor, und es sieht so aus, als gäbe es eine Flut an neuen Ideen, wissenschaftlichen Erkenntnissen und Nachrichten. Jeden Tag wissen wir mehr als am Tag davor. Jeder Tag erweitert unser Bewusstsein. Wir wachen jeden Morgen mit neuen Fragen im Kopf auf – unabhängig davon, ob wir uns ihrer bewusst sind oder nicht. Bei manchen sind diese Fragen banal, doch immer mehr Menschen stellen sich immer tiefsinnigere Fragen darüber, wer wir wirklich sind und worum es im Leben tatsächlich geht.

Täglich erhalten wir von den Medien frische Neuigkeiten. Einige könnten die Antworten sein, die wir suchen. Aber wie sieben wir diese Flut von Informationen und entscheiden, was für uns relevant ist und was nicht? Und was noch wichtiger ist: Wie können wir zwischen richtig und falsch unterscheiden? So viele Informationen sind widersprüchlich, vor allem, wenn es um die Gesundheit geht. An einem Tag ist Schokolade gut für Sie, am nächsten Tag ist sie ungesund. An einem Tag könnte Rotwein Ihnen zu einem längeren Leben verhelfen, indem er Sie vor Herzinfarkt schützt, am nächsten Tag könnte er Ihre Lebensdauer verkürzen, weil

Ihre Leber durch Rotwein anfälliger für Krankheiten werden könnte. Es ist schwierig zu wissen, was man eigentlich noch glauben soll.

In den westlichen Zivilisationen sind wir einem gigantischen Betrug aufgesessen. Man hat uns beigebracht, wir müssten außerhalb unserer selbst schauen, um uns Wissen und Weisheit anzueignen. Man hat uns gelehrt, die wichtigen Informationen seien in Bibliotheken, an Universitäten und in den Köpfen anderer Leute zu finden. Man hat uns nie beigebracht, dass wir nach innen blicken können. Auch wenn in den vergangenen Jahren viele Menschen begonnen haben, durch Meditation, Yoga und andere östliche Praktiken zu sich selbst zu finden, besteht immer noch die Tendenz, andere aufzusuchen, damit sie uns sagen, wer wir sind. Doch jedes Mal, wenn wir unser Selbst verlassen, um unsere Weisheit draußen zu finden, ist sie automatisch die Weisheit eines anderen statt unserer eigenen. Folglich können wir unsere Einzigartigkeit, unser eigenes Wissen, nicht dem universalen Bild, dem großen Ganzen hinzufügen. Wir müssen unsere Einzigartigkeit leben, weil es das ist, was die Ordnung des großen Ganzen herstellt. Sobald wir aufhören, in uns hineinzusehen, und stattdessen nach außen schauen, entsteht auf dem gesamten Globus Durchschnitt, Standardisierung und Kontrolle.

Die Antwort auf jede mögliche Frage lässt sich in Ihnen selbst finden. Die Wahrheit ist nicht irgendwo ›da draußen‹, sondern in Ihrem eigenen erstaunlichen Wesen, denn Sie sind so viel mehr, als Sie sich vorstellen können.

Wir sind keine getrennten, isolierten Individuen, sondern vieldimensionale, miteinander verbundene Lichtwesen, die in einem vereinten Universum leben. Was sich um uns herum entfaltet, hat einen unmittelbaren und greifbaren Einfluss auf unseren Körper. Genauso wirkt sich unsere Lebensweise direkt auf das Universum aus. Wir sind schwingende Wesen, die in einem schwingenden Universum leben, das auf seiner grundlegendsten Ebene aus einer Mischung aus Energie und Bewusstsein besteht. Zwar erschafft jeder von uns durch sein Bewusstsein seine eigene Realität, doch der Körper ist das Medium für dieses Bewusstsein. Wenn sich der Körper nicht im Gleichgewicht befindet, kann das Bewusstsein nicht voll zum Ausdruck kommen. Als Folge davon ziehen wir uns mehr zusammen, und das wiederum bewirkt, dass sich unsere Welt mehr zusammenzieht.

Dem Universum an sich fehlt nichts; es befindet sich in einem vollkommenen Gleichgewicht. Es handelt sich nicht um ein statisches, sondern um ein dynamisches Gleichgewicht, denn das Universum strömt und dehnt sich ständig aus. Es hat ein Bewusstsein und weiß, wie es sich ausgleichen muss, um seine beständige Expansion zu ermöglichen. In seinem Gewebe steckt das Wissen, wie das Gleichgewicht erreicht wird. Dieses Wissen wird universales Wissen genannt. Es ist die Weisheit der Harmonie. Alles wird von universalem Wissen durchdrungen. Es steckt in der gesamten Materie, in jedem Planeten, Lebewesen und jedem subatomaren Teilchen.

Und ebenso fehlt auch Mutter Erde nichts, denn sie ist ein Teil dieses bewussten Universums, und auch sie kennt das Wissen, wie sie ihr Gleichgewicht wahren kann. Ganz egal, was wir Menschen unserem Planeten antun – die Natur bringt die Dinge immer wieder ins Lot. Die Natur reinigt die Stellen, an denen wir die Erde verödet oder verseucht haben, und füllt sie im Lauf der Zeit wieder mit Leben an. Sie ist die mächtige Kraft, die sicherstellt, dass das Leben weitergeht.

Wie Rudolf Steiner gesagt hat, müssen wir erst die Erde heilen, wenn wir uns selbst heilen wollen. In diesen Worten steckt viel Weisheit. Mutter Erde ist eine großzügige Ernährerin, und je mehr Sorgfalt und Aufmerksamkeit wir ihr schenken, umso mehr gibt sie uns zurück. Wenn wir es zulassen, versorgt sie uns mit allem, was wir brauchen – und das in seiner wirksamsten und vitalsten Form – um unser Wohlergehen und unsere beständige Expansion zu fördern.

Mit der Erde und dem Universum eins zu sein ist unser natürlicher Zustand. Die alten Weisen haben das verstanden. Wenn unser Mikrokosmos – unsere Energien auf der Ebene der Zellen – mit dem Makrokosmos – der Welt außerhalb unseres Körpers – übereinstimmt, gibt es nichts, was wir nicht erreichen könnten. Wir sind dazu gemacht, zu träumen und diese Träume durch unser expandierendes Bewusstsein umzusetzen. Wir sind dazu geboren, große Ideen zu haben und diese Ideen dann wahr werden zu lassen. Was für eine Art von Leben möchten Sie leben? Was für Erfahrungen würden Sie gern machen? Und noch wichtiger: Welche Art von Erfahrungen möchten Sie vermeiden? Alles steht uns offen, wenn wir im Einklang mit dem Makrokosmos leben. Das ist die wahre Bedeutung des menschlichen Potenzials.

In der heutigen Zeit hören wir relativ wenig darüber, wie wir unser Potenzial verwirklichen können. Was wir stattdessen zu hören bekommen, ist ein ziemlich verwässertes Bild. In der modernen Gesellschaft Ihr Potenzial zu verwirklichen bedeutet so etwas wie: gute Noten in der Schule, einen guten Job finden, Eigentum zu besitzen, finanziell abgesichert zu sein und auf die Rente zu sparen. Hinter diesen Vorstellungen steckt die Angst, aufgrund von Krankheiten nicht in der Lage zu sein, dieses Potenzial zu erreichen.

Als Kinder haben wir alle davon geträumt, was wir werden wollen, wenn wir groß sind. Aber mit zunehmenden Alter hat man den meisten von uns beigebracht, unsere Träume zu kompromittieren, aufzuwachen und zu lernen, in der ›realen Welt‹ zu leben. In Wirklichkeit hat man uns beigebracht, einzuschlafen und uns von dem, was das wahre Leben ausmacht, abzunabeln.

Es gibt nur eines, was Sie jemals davon abhalten wird, das zu tun, was Sie wirklich tun wollen, und das ist die Angst. In unserer modernen Gesellschaft wird der Aufrechterhaltung der Angst viel Aufmerksamkeit geschenkt, denn sie ist eine äußerst wirksame Methode, die Massen unter Kontrolle zu halten. Wir haben Angst vor Armut, Krankheit, Krieg und Terrorismus, und unsere Regierungen sorgen dafür, dass wir diesen Themen weiterhin unsere Aufmerksamkeit schenken, indem sie uns sagen, dass sie allen Dingen den Krieg erklären, die uns Angst machen. Doch Angst lässt sich niemals durch Kämpfen beseitigen, denn jede Art von Krieg dient nur dazu, noch mehr Angst auszulösen. Vielleicht ist der Zeitpunkt gekommen, an dem wir unsere Aufmerksamkeit dem widmen sollten, was wir wollen – statt dem, was wir nicht wollen.

Können Sie sich vorstellen, wie herrlich es wäre, ohne Angst zu leben? Wäre es nicht toll, den eigenen Körper so gut zu verstehen, dass man ihn schnell und wirksam ins Gleichgewicht und in Harmonie bringen könnte? Wäre es nicht schön, auf jeder Ebene in vollem Überfluss zu leben, das Leben seiner Träume voll auszukosten?

Wenn wir lernen können, unsere Angst loszulassen und uns mit unserer inneren Weisheit zu verbinden, gibt es wahrlich nichts, was wir nicht erreichen können. Uns wird gesagt, dass wir nur 10 Prozent unseres Gehirns nutzen. Stellen Sie sich vor, was wir erreichen könnten, wenn wir die anderen 90 Prozent erleuchten würden! Wie weit würden wir in unserer Entwicklung als Spezies kommen und wie wäre die Welt wohl, wenn wir sie auf diese erweiterte Weise wahrnehmen könnten?

Glück, Gesundheit und Freiheit sind das Geburtsrecht eines jeden Wesens auf diesem Planeten und können von jedem erlangt werden. Unabhängig davon, wo Sie in Ihrem Leben gerade stehen, egal wie gesund oder krank Sie sind – Sie haben das Potenzial, Glück, Gesundheit und Freiheit zu erreichen.

Wenn wir lernen, unser Potenzial zu erhellen, werden andere uns womöglich als ein lebendiges Wunder betrachten. Dann ist keine Krankheit mehr ›unheilbar‹, weil wir verstehen, dass sich jede Krankheit ausnahmslos und vollkommen von innen heilen lässt. Dann fürchten wir nicht länger, was die Zukunft bringen mag, weil wir dann für immer das innere Wissen haben, dass wir Schmied unseres eigenen Schicksals sind. Genau darum geht es beim menschlichen Potenzial. Es geht darum, unser Leben auf immer wunderbarere und aufregendere Weisen zu erleuchten. Es geht darum, zu wagen, Träume zu träumen, und dann mit offenen Armen und angstfrei auf diese Träume zuzugehen. Es geht darum, zu wissen, wer wir wirklich sind, wer wir im Grunde schon immer waren.

Der größte Stress im Leben ist, nicht wir selber sein zu können. Um wir selber zu sein, müssen wir die richtige Verbundenheit zur Erde und zum Universum aufrechterhalten. Wir müssen mit allem um uns herum im Gleichgewicht sein. Das bedeutet, unserem Mikrokosmos – die Schwingung auf der Ebene unserer Zellen – dem Makrokosmos – der Welt um uns herum – anzupassen.

Die Tatsache, dass wir einen Körper haben, ist etwas, das in den Lehren und dem Reduktionismus der westlichen Welt stark verneint wird. Ich nenne den Körper unser ›Vehikel‹. Dieses Vehikel besitzt die Fähigkeit, aus sich selbst heraus alles zu manifestieren, was im äußeren Universum vorhanden ist. Doch nur wenn wir uns im Zustand des Gleichgewichts und der Harmonie befinden, können wir das universale Wissen richtig anzapfen und es uns auf der Ebene der Zellen zu eigen machen. Ein großer Teil unserer Arbeit im Verlaufe dieses Buches besteht darin, wie wir unseren Körper, unser Vehikel, darauf vorbereiten, universales Wissen zu empfangen und zu speichern. Die Frage, wie wir das Vehikel behandeln, um das zu erreichen, scheint mir der wichtigste Gesundheitsaspekt von allen zu sein.

Wenn wir von Gesundheit sprechen, meinen wir nicht das Fehlen von Krankheitssymptomen, sondern eine tiefe Verbundenheit mit dem, der wir sind, und unserem Platz im Universum. Diese Verbundenheit muss sich auf der physischen, der emotionalen und der spirituellen Ebene entfalten. Heutzutage werden diese drei Seiten in der westlichen Welt nicht als Einheit betrachtet, sondern voneinander getrennt. An einem der Extreme erhalten Sie verwirrende und oft widersprüchliche Informationen darüber, wie man den physischen Körper mit Ernährung versorgt, während Sie am anderen Extrem spirituelle Praktiken finden. Was unsere Gefühle betrifft, so wird ihnen herzlich wenig produktive Aufmerksamkeit geschenkt. Wenn Sie psychische Probleme haben, werden Sie im besten Fall zu einem Therapeuten geschickt, und im schlimmsten Fall verschreibt man Ihnen ein ruhig stellendes Medikament, das Sie noch mehr von Ihrem wahren Selbst abspaltet.

Doch es ist gerade unsere emotionale Reise, die das Körperliche und das Spirituelle vereint. Wie Sie sich psychisch fühlen, ist zweifellos der beste Hinweis darauf, ob Sie auf Harmonie oder Disharmonie zusteuern. Ihre Psyche ist Ihr Führer auf dem Weg zur Erfüllung Ihrer Träume. Wenn Sie sich gut fühlen, wissen Sie, dass Sie die richtige Richtung eingeschlagen haben. Wenn Sie sich schlecht fühlen, wissen Sie, dass Sie sich immer weiter von dem Leben entfernen, das Sie wirklich wollen. Wenn Sie beharrlich positive Gefühle auswählen, wird Ihr Vehikel Sie auf dem Abenteuer des Lebens an Orte bringen, die Ihre Träume überflügeln.

Wenn wir davon sprechen, Verbindung zu unseren Gefühlen aufzunehmen, reden wir nicht davon, Kontakt zu unserer inneren Wut, Scham, Enttäuschung und Angst aufzunehmen. Stattdessen sprechen wir davon, uns mit unserer inneren Weisheit und dem Makrokosmos zu verbinden. Die Erde durchläuft viele Zyklen der Veränderung, und wir sind untrennbar mit diesen Zyklen verbunden. Wenn wir lernen, uns dieser wechselnden Kreisläufe bewusst zu sein und sie zu spüren, können wir zu einer harmonischen Einheit mit Mutter Erde werden.

Wir spüren jede Veränderung in der Erde auf einer Ebene der Körperzellen, ob wir uns dessen bewusst sind oder nicht. Wenn wir diese Veränderungen erfolgreich nachvollziehen, ist alles bestens, aber wenn wir nicht mehr im Einklang mit ihnen stehen, manifestiert sich Un-wohlsein im Körper. Ebenso sind wir wesentlich mit den Veränderungen vernetzt, die außerhalb unseres Planeten stattfinden. Wie jeder weiß, hat der Mond einen starken Einfluss auf die Gewässer auf der Erde, doch viele haben vergessen, dass wir zu einem Großteil aus Wasser bestehen; deshalb hat der Mond auch eine starke Wirkung auf uns.

Alle Planeten in unserem Sonnensystem üben in ihren Umlaufbahnen Einfluss auf uns aus; sie beeinflussen verschiedene Organe und Spurenelemente in unserem Vehikel, dem Körper. Das ist mir seit Jahren klar, und dieses Wissen hat sich als sehr nützlich herausgestellt, vor allem bei dem Versuch, anderen Menschen Zugang zu den Abläufen zu verschaffen, die zu unterschiedlichen Zeiten in ihrem eigenen Vehikel stattfinden.

Zum Beispiel suchte mich ein Patient auf, den ich während der Beratung fragte, ob er unter Kopfschmerzen litt. Wie er sagte, hatte er früher darunter gelitten. Nachdem er einen meiner ehemaligen Studenten konsultiert hatte, der ihm vorgeschlagen hatte, pro Tag zweieinhalb Liter Wasser zu trinken, waren die Kopfschmerzen verschwunden. Seitdem war er frei von Kopfweh gewesen, doch vor Kurzem hatte er einen unerwarteten Migräneanfall gehabt. An dieser Stelle unterbrach ich ihn und sagte, ich glaubte, ihm den genauen Tag sagen zu können. Als ich ihm das Datum nannte, war er überrascht, weil ich mit meiner Vermutung richtig lag. Ich konnte den Tag deshalb benennen, weil ich mehrere Fakten kenne, die miteinander verbunden sind. Wie ich weiß, hat Migräne mit der Leber zu tun, und der Planet Mars hat einen starken energetischen Einfluss auf die Leber. Auch war mir bewusst, dass Mars in seiner Umlaufbahn um die Sonne der Erde vor Kurzem nahe gekommen war. Daher wählte ich den Tag, an dem er der Erde am nächsten und sein Einfluss dadurch am stärksten gewesen war. Hätte der Patient diese Information vorher gehabt, so hätte er seine Leber mit der richtigen Methode (siehe *Kapitel 9*) schützen und die Migräne vermeiden können. Selbst wenn er dazu nicht in der Lage gewesen wäre, wäre der Migräneanfall zumindest nicht unerwartet und unerklärlich eingetreten.

Nichts passiert zufällig im Universum; alles ist Teil eines Vorgangs, der sich entfaltet und miteinander verbunden ist.

Eine bedeutende Zeit für unseren Planeten

Unser Planet macht im Augenblick drei bestimmte Veränderungen durch, die mir äußerst bedeutend erscheinen, wenn man bedenkt, wie wir mit Mutter Erde verbunden sind.

Erstens wird das Magnetfeld der Erde beständig schwächer. Wie Wissenschaftler vermuten, ist das ein Zeichen dafür, dass sich die Magnetpole in naher Zukunft umkehren werden, wie sie es in der Vergangenheit schon oft getan haben. Allein die Tatsache, dass unser Blut aus einer hohen Konzentration an Eisen besteht und dass Magneten auf Eisen wirken, bedeutet, dass diese Veränderung in der Erde auch eine Veränderung in uns bewirken muss. Mir kommt es so vor, als würde diese Verringerung an Magnetkraft uns das Potenzial gewähren, freier und umfassender zu denken. Es ist, als wären wir nicht länger in alten Gedankenschemen gefangen, sondern hätten die Chance, neue und aufregende Denkweisen zu entwickeln. Alte Denkmuster der wissenschaftlichen und auch der spirituellen Welt werden immer brüchiger. Wie die Quantenphysik beweist, haben Wissenschaft und Spiritualität vieles gemeinsam, während es in der Vergangenheit so aussah, als lägen Welten zwischen ihnen.

Zweitens erhöht sich die Vibrationsgeschwindigkeit der Erde – ihre Schwingungen werden schneller. Alles im Universum vibriert vor Energie und davon ist auch die Erde nicht ausgeschlossen. Diese Schwingungen, als Schumannsche Resonanz bekannt, haben sich in den vergangenen 40 Jahren ständig beschleunigt. Die Erde wird buchstäblich schneller. Hypothalamus und Hypophyse stellen sich auf diese Vibrationen ein und jede Körperzelle enthält Rezeptoren in den Proteinkanälen, die alle Schwingungen von außen aufnehmen. Auf diese Weise sind wir eng mit den veränderten Schwingungen verbunden, und immer mehr Menschen werden sich dessen auch intuitiv bewusst. So viele Leute, denen ich begegnet bin, haben das Gefühl, als würde die Zeit immer schneller werden. Ich denke, das ist eine unmittelbare Auswirkung dieser erhöhten Vibrationsgeschwindigkeit. Auch glaube ich, wir haben das Potenzial, unsere eigene Schwingung zu erhöhen, um höhere Ebenen des Bewusstseins und der Verbundenheit zu erreichen und somit Zugang zu tieferen Schichten unserer inneren Weisheit zu bekommen.

Die dritte wesentliche Veränderung ist ein drastischer Anstieg an Photonenaktivität, den wir in der Sonne und außerhalb unseres Sonnensystems sehen. Photonen sind subatomare Lichtteilchen. Das bedeutet, es gibt einen dramatischen Anstieg an Licht, das innerhalb unseres Sonnensystems und auf unserem Planeten zur Verfügung steht.

Wir sind dabei, vollständig in den so genannten ›Photonengürtel‹, einen Ring aus Photonen, einzutreten. Genauso wie die Erde um einen Stern, nämlich die Sonne, kreist, so kreist unser Sonnensystem um einen großen Stern. Dieser große Kreislauf dauert ungefähr 26.000 Jahre und ist elliptisch, was bedeutet, dass wir zu bestimmten Zeiten von unserem großen Stern relativ weit weg sind und ihm zu anderen Zeiten ziemlich nahe sind. Wenn man diese Umlaufbahn in 12 gleiche Abschnitte teilt, um die Zeit zu markieren, und jedem Zwölftel ein Sternzeichen zuordnet, fallen die Zeiten, an denen wir die größte Nähe zu unserem großen Stern haben, auf die Zeiten von Löwe und Wassermann. Das versteht man unter dem ›Zeitalter des Wassermanns‹. In diesen Zeiten gehen wir außerdem durch den Photonengürtel hindurch. Auch wenn wir erst im Jahr 2012 zum ersten Mal in 11.000 Jahren vollständig in ihn eintauchen werden, spüren wir jetzt schon seinen Einfluss.

Das Eintreten in den Photonengürtel markiert den Anfang einer neuen Ära, die ca. 2.100 Jahre andauern wird. In diesem Zeitalter werden wir in einer wesentlich höheren Anzahl von Photonen schwimmen. In der Vergangenheit stimmten die Zeiten starker Photonenaktivitäten mit großen Gedanken- und Entwicklungssprüngen der Menschheit überein. Nun leben wir in einer weiteren Ära dramatischer Fortschritte und Entwicklung auf der intellektuellen sowie auch auf der spirituellen Ebene. Um sich das klar zu machen, braucht man sich nur die Veränderungen anzusehen, die die Einführung des Mikrochips mit sich gebracht hat. Unsere Herausforderung ist es nun, die Veränderungen in unserem eigenen Mikrokosmos denen anzugleichen, die im Makrokosmos stattfinden. Wir müssen unser Vehikel in einen Zustand erhöhter Empfänglichkeit versetzen, um den größten Nutzen aus diesen Veränderungen im Makrokosmos zu ziehen. Wir müssen in unseren Körperzellen und in unserem Geist offen sein.

Der Körper als Teströhrchen

So nützlich es ist, sich den Körper als Vehikel vorzustellen, so sinnvoll ist auch der Vergleich mit einem Teströhrchen. Wären wir ein Wissenschaftler, der im Teströhrchen Experimente anstellt, dann hätten die Bedingungen, die in diesem Teströhrchen herrschen, einen großen Einfluss auf den Ausgang seiner Experimente. Tatsächlich wissen wir, dass Veränderungen auf den Ebenen des Lichts, das zur Verfügung steht, der Flüssigkeitszufuhr, der pH-Werte und der Temperatur drastische Auswirkungen auf den Körper haben.

Das Licht ist so wichtig, weil es alles im Universum miteinander verbindet – auch jede einzelne Zelle in unserem Körper. Aus diesem Grund sind die Verfügbarkeit des Lichts und die körpereigene Fähigkeit, Licht zu speichern und zu nutzen, äußerst wichtig, wenn wir zu unserem inneren Wissen Verbindung aufnehmen und es erhellen wollen.

Auch unsere Flüssigkeitszufuhr ist wichtig. Wie wir im folgenden Kapitel sehen werden, verändert sich der Zustand jeder Zellmembran, sobald unser Körper austrocknet. Ich nenne die Zellmembran den ›Türsteher‹, da es alle Bewegungen in die Zelle hinein und aus ihr heraus überwacht. Veränderungen auf der Ebene der Flüssigkeitszufuhr im Körper bedeutet Veränderungen in der Kommunikation zwischen den Zellen. Wenn Sie sich das gesamte Lichtspektrum vorstellen, das durch eine verzerrte Zellmembran hindurchgeht, wird klar, dass das Licht gebrochen wird und unter Verlust eines Teils seines Spektrums auf der anderen Zellenseite wieder austritt. Diese unvollständige Botschaft wird dann von Zelle zu Zelle weiter getragen. Wenn wir austrocknen, verliert die Zellmembran auch seine Fähigkeit, Photonen zu binden und zu speichern. Dann verdüstert sich im wahrsten Sinne des Wortes unsere Sicht der Welt.

Das richtige pH-Gleichgewicht im Körper zu halten, ist auch für das Wohlbefinden unerlässlich. Viele Enzyme in unserem Verdauungssystem werden von Veränderungen in den pH-Werten innerhalb des Verdauungstrakts an- und ausgeschaltet. Wenn wir übersäuert werden, verlieren wir buchstäblich die Fähigkeit, unsere Nahrung richtig zu verdauen, weil die Enzyme, die diese Arbeit verrichten, sich nicht aktivieren lassen. Wir sind eigentlich leichte alkalische Wesen, doch alle Seiten unseres Metabolismus produzieren täglich etwas Säure. Um zu unserem natürlichen Zustand zurückzufinden, müssen wir das am Ende eines jeden 24-Stunden-Zykluses korrigieren. Wenn wir dies nicht erreichen, spiegelt sich das in unserem gesamten Wesen wieder. Diese Situation kann man bei Menschen beobachten, deren Gedanken beißend wie Säure sind und sich dementsprechend verhalten. Kopfschmerzen und andere Schmerzen sind weitere Indikatoren dafür, dass die pH-Werte aus dem

Gleichgewicht geraten sind. Sind wir übersäuert, wird unsere Weltsicht düsterer und enger und beraubt uns der Fähigkeit, zu erkennen, wie wir uns wirksam durch das Leben navigieren und eine echte Lebensqualität erreichen können.

Auch die Temperatur ist für unser Gleichgewicht und Wohlbefinden ganz wichtig. Es scheint, als würden heutzutage mehr Menschen körperlich und emotional kälter und abgeschnitten von allem als je zuvor. Als ich vor 40 Jahren meine Ausbildung zur Krankenschwester machte, lernte ich alles über Körpertemperaturen und die durchschnittliche Körpertemperatur des Menschen. Wenn ich mir neuere Fachbücher der Krankenpflege anschaue, sehe ich, dass die heute angegebene Temperatur ein Grad niedriger liegt als die in meiner Ausbildung. In der medizinischen Fachliteratur findet sich dafür keine Erklärung. Wenn wir uns jedoch ansehen, welche Rolle Jod und die Schilddrüsenfunktion bei der Aufrechterhaltung der richtigen Körpertemperatur spielen, wird der Grund deutlich.

Minerale sind für alle Aspekte der menschlichen Biochemie lebenswichtig. Ein Mangel an bestimmten Spurenelementen kann sich dramatisch auf die Gesundheit auswirken. Zum Beispiel hat im Westen Schottlands der intensive Anbau dem Boden das Magnesium entzogen. Magnesium, das auch der ›große Tröster‹ genannt wird, ist wichtig für unser inneres Wohlbefinden. Wenn wir unter Magnesiummangel leiden, neigen wir dazu, uns andere – häufig synthetische – chemische Stoffe zu suchen, um uns besser zu fühlen. Auch ist Magnesium für eine gesunde Herzfunktion unabdingbar. Im Westen Schottlands gibt es einen sehr hohen Zuckerkonsum, einen hohen Prozentsatz an Alkoholismus und Drogenabhängigkeit sowie an Herzkrankheiten. Diese Auffälligkeiten sind alle miteinander verknüpft, doch gegenwärtig wird das weder erkannt noch hinterfragt. Auch werden wir sehen, dass ein Mangel an Magnesium unsere Fähigkeit, uns auf der Zellenebene zu reinigen und das Gleichgewicht wieder herzustellen, drastisch verringert.

Das mineralische Gleichgewicht in unserem Körper herzustellen, ist für unsere Gesundheit lebensnotwendig. Ein zu hohes oder zu niedriges Maß an den notwendigen Mineralstoffen kann Disharmonie auslösen und sogar langfristige Auswirkungen haben.

Viele Spurenelemente arbeiten im Tandem und ergänzen einander energetisch. Zwei Mineralstoffe, die so funktionieren, sind Kupfer und Zink.

Während ein Embryo sich im Mutterleib befindet, muss der Körper der Mutter sich auf die Geburt vorbereiten. Es ist ein Trennungsprozess, der den Embryo weniger abhängig vom Mutterleib macht. In der Gebärmutter ist das ungeborene Kind von seiner Mutter vollkommen abhängig. Es gehört zu unserer Aufgabe als Menschen dazu, Unabhängigkeit in unseren Gedanken zu erreichen, damit unsere Einzigartigkeit vollständig ihren Ausdruck finden kann. Ein wichtiger Aspekt des Aufwachsens ist daher, mehr Unabhängigkeit zu erlangen. Gegen Ende der Schwangerschaft wird deswegen der Kupfergehalt des Mutterleibs steigen, was einen rezessiven Einfluss auf Zink verursacht. Die Wirkung von Zink ist Krampf auslösend und ein wichtiger Teil des Mechanismus der Geburtswehen. Sobald das Baby geboren ist, sollte sich der Kupfergehalt der Mutter auf natürliche Weise verringern, während ihr Zinkgehalt steigen sollte. Würde sie den Mutterkuchen aufessen, dann stiege ihr Zinkgehalt. (Menschen sind die einzigen Säugetiere, die ihre eigene Nachgeburt nicht verzehren). Wenn der Zinkgehalt der Mutter nicht steigt, kann das Kind sehr abhängig von ihr werden, und wenn diese Situation über die Pubertät hinaus anhält, kann diese Abhängigkeit bis weit ins Erwachsenenalter hin andauern. Es ist bekannt, dass die Antibabypille einen sehr hohen Kupfergehalt hat. Wenn man bedenkt, dass sie zur Linderung von Menstruationsschmerzen häufig schon zu Anfang der Pubertät verschrieben wird, erkennt man die verheerende Wirkung, die sie haben kann.

Die Übergänge im Leben sind für unsere Fähigkeit, unser wahres Potenzial umzusetzen, absolut notwendig. Geburt und Pubertät sind wichtige Veränderungen, die mit Sorgfalt und Weisheit gesteuert werden müssen. Der Übergang in die Mutterschaft und die Wechseljahre sind gleichermaßen wichtig. Jeder Übergang bringt das Potenzial für eine drastische Bewusstseinsveränderung mit sich. Wenn das Vehikel durch jede Veränderung im Leben korrekt unterstützt wird, wächst und erweitert sich das Potenzial des Menschen. Doch wenn zum Zeitpunkt einer Veränderung Stress oder Verdrängung irgendwelcher Art stattfindet, kann das zu dramatischen Folgen führen.

Eines der auffälligsten Dinge, die ich in den 35 Jahren meiner Tätigkeit mit und an den Menschen beobachtet habe, ist die Tatsache, dass bei 90 Prozent meiner Patienten, die wegen Magersucht zu mir kamen, dieses Symptom innerhalb von sechs Monaten nach der Tuberkulose-Impfung in ihrer Jugend auftauchte. Alle Impfungen bewirken im Körper die Resonanz einer Krankheit, und der Tuberkulose-Impfstoff verursacht die Symptome von Tuberkulose. Statt das Individuum vor dem Ausbruch dieser Krankheit zu schützen, fördert der Tuberkulose-Impfstoff häufig ein latentes Ungleichgewicht zutage, das von den Vorfahren geerbt wurde, deren Körper entweder TB entwickelten oder die Krankheitserreger in sich trugen. Jeder von uns wird mit Neigungen zu Krankheitssymptomen geboren, die wir von unseren Vorfahren geerbt haben. Um unsere jeweilige Einzigartigkeit zu begreifen, müssen diese mit einbezogen werden.

In der westlichen Kultur ist es üblich, Kindern noch vor dem 12. Lebensalter bis zu 32 verschiedene Impfstoffe zu verabreichen. In einem Kind, das den wichtigen Übergang vom Säugling zum Kleinkind mit all seinen Meilensteinen der Entwicklung durchläuft, die Resonanz von 32 verschiedenen Infektionen hervorzurufen, kann nicht vernünftig sein.

Angst ist in der Welt der Impfungen ein mächtiges Mittel. Wenn man bedenkt, dass der kontinuierliche Anstieg an Beschwerden in der Kindheit – wie Autismus und ADHS – so deutlich mit dem Anstieg an Impfungen übereinstimmt, muss man sich fragen, ob die konventionelle Denkweise über die Grundsätze der Gesundheit in irgendeiner Weise vernünftig ist.

Kollektives Denken kann Glaubenssysteme verändern

Die Macht kollektiver Gedanken in unserer Gesellschaft ist enorm. Denken Sie bloß an die Menschenmassen, die fast alles schlucken, was die Medien ihnen erzählen. Es existiert der Glaube, bestimmte Dinge seien unheilbar und unveränderbar, und wir müssten Situationen akzeptieren, die uns nicht gefallen. Doch ein Glaube ist nur ein Gedanke, den man immer wieder denkt. Wenn Sie Ihre Denkweise ändern, ändern Sie automatisch Ihre Überzeugungen, und was in einem Glaubenssystem unmöglich erscheint, wird in einem anderen Überzeugungssystem selbstverständlich.

Die Natur liefert uns sämtliche Mittel, die wir für unser Gleichgewicht und unsere Harmonie benötigen. Alles, was wir tun müssen, ist, diese Mittel zu sammeln und zu nutzen. Wenn Sie Ihr Gleichgewicht finden möchten, wenn Sie gesund sein wollen, dann müssen Sie die volle Verantwortung übernehmen, dies von sich aus für sich selbst zu erreichen. Das ist der einzige Weg zu Gesundheit und Freiheit.

Wir glauben, wir seien in unserer westlichen Kultur frei, doch für viele Leute ist Freiheit nur eine Illusion. Jemand, der wirklich frei ist, kann an jeden Ort auf der ganzen Welt gehen und seinen Frieden mit dem schließen, was er dort vorfindet. Unser Wesen, das von anderen abhängt, hält uns davon ab, das tun zu können. Die meisten Menschen, die einen Urlaub oder eine Reise planen, würden nie in Betracht ziehen, einen Ort aufzusuchen, der ihnen nicht Essen und Trinken, Bargeld, die von ihnen benötigten Medikamente und ärztliche Versorgung für den Notfall garantiert. Diese Einstellung lässt die Welt zu einem viel engeren Ort werden und macht riesige Gebiete unseres schönen Planeten unerreichbar für uns. Menschen, die in all der Pracht ihres gesamten Potenzials leben, haben solche Hindernisse nicht. Sie haben begriffen, dass sie allein durch ihre Gedanken alles anziehen können, was sie überall auf der Erde brauchen könnten.

Wie Sie denken und was Sie denken, hat den stärksten Einfluss auf Ihre Wirklichkeit. Das trifft ganz besonders auf Ihren Körper zu. Manche Leute mögen ihren Körper nicht, manche sind über seine Funktionen oder scheinbaren Funktionsstörungen frustriert oder enttäuscht, und andere denken nicht weiter über ihn nach. Viele Menschen leiden unter chronischen Symptomen und sind unfähig, eine anhaltende Verbesserung zu erreichen, weil sie sich ständig auf ihre Symptome konzentrieren. Das ist, als würde man sich endlos ein Problem ansehen, statt aktiv nach einer Lösung zu suchen.

Ihr Körper ist erstaunlich. Er hat unglaubliche Widerstands- und Heilkräfte, aber es ist der *Verstand*, der ihn kontrolliert. Wenn der Geist sich wirklich mit dem Körper verbindet, ist das so, als würde in jeder Zelle ein Licht angehen. Das beschwingt und verbindet den Körper, der dann im Einklang mit den universalen Rhythmen tanzen kann. Wenn das geschieht, nähert er sich jeden Tag ein bisschen mehr dem Gleichgewicht und der Harmonie.

Ich will Sie daher einladen, auf eine Reise in Ihrem Vehikel zu gehen – eine Reise, die Sie zu sich selbst zurückführt. Um diese Reise erfolgreich durchzuführen, brauchen Sie keine speziellen Fähigkeiten, sondern nur einen offenen und neugierigen Geist. Meine Intention dabei ist, dass Sie bei Anbruch dieser Reise anfangen, mehr und mehr Verbindungen finden. Es ist ein bisschen wie ein Bild, das sich aus lauter Pünktchen zusammensetzt, die man mit Strichen verbindet. Und je mehr Verbindungen Sie finden, umso klarer werden Sie erkennen, wer Sie wirklich sind.

Ich möchte die Grundsätze, auf denen meine Arbeit basiert, mit Ihnen teilen. Diese Prinzipien sind zwar ganz einfach, aber dennoch außerordentlich wirkungsvoll. Sie bilden die Grundlage, auf der wir unsere Gesundheit und Vitalität aufbauen.

Auch will ich Ihnen auf leicht verständliche Weise zeigen, wie der Körper wirklich funktioniert. Dieses Wissen ermöglicht es Ihnen, weitaus deutlicher zu erkennen, wie und warum der Körper Funktionsstörungen zu haben scheint.

Wir wollen außerdem die wahre Natur und Aufgabe von Krankheit untersuchen. Sie werden lernen, wie und warum genau eine Krankheit entsteht und wie man sie vom Körper loslösen kann. Ich werde Ihnen aufzeigen, inwiefern die moderne Medizin im Grunde auf einer unrichtigen Theorie basiert und wie chronische Krankheiten durch die mangelhafte Kenntnis der wahren Natur der Krankheit entstehen.

Sobald wir diese Bezüge hergestellt haben, werden Sie den Prozess verstehen, der den Körper zurück zur Harmonie und seinem vollen Potenzial führt. Das lässt sich durch drei Behandlungsphasen erreichen, die genauso einfach und leicht verständlich sind. In den vergangenen 35 Jahren meiner beruflichen Tätigkeit habe ich mir ein breites Spektrum an Methoden angeeignet, die sich zur Unterstützung des Körpers auf seiner Reise zurück zur Gesundheit anwenden lassen. Diese Methoden sind extrem wirksam, weil sie Ihnen die Mittel bieten, mit denen Sie in sehr kurzer Zeit Veränderung bewirken können. Wenn der Körper auf irgendeine Weise mit Giftstoffen überlastet wird, hat dies einen sofortigen Effekt auf die Art, wie wir funktionieren, denken und fühlen. Die Methoden dienen dazu, Bewegung und Raum zu schaffen. So können wir die Last, die auf unserem Körper ruht, leichter machen und den Geist befreien. Jede Methode ist einfach und lässt sich mit minimalen Hilfsmitteln ausführen.

Einer der wichtigsten Aspekte meiner Arbeit mit Patienten ist die Aufnahme seiner Vorgeschichte, denn dadurch fängt man an, die Geschichte eines Patienten zu verstehen. Wenn wir uns das Leben des Patienten sowie die Gesundheit seiner Eltern und Großeltern ansehen, können wir die Reise erkennen, die unternommen wurde, um den Patienten an die Stelle zu bringen, an der er sich jetzt befindet. Die Deutung der Vorgeschichte ist oft eine erhellende Erfahrung für den Patienten, denn sie ist der Zeitpunkt, an dem die vielen Punkte durch Linien zusammengeführt werden. Dadurch fängt der Patient an, seine eigene Geschichte und ihre Bedeutung zu begreifen. Ich werde einige Vorgeschichten mit Ihnen teilen, um diesen Prozess anhand von praktischen Beispielen zu verdeutlichen. Diese Beispiele werden Ihnen eine große Hilfe beim Verstehen Ihrer eigenen Geschichte sein.

Sobald Sie Ihre eigene Geschichte verstehen, können Sie anfangen, eine neue Geschichte für sich selbst zu entwerfen – eine Geschichte der Gesundheit, des Glücklichseins und der Freiheit. Es kann eine Abenteuergeschichte sein, in der der Held oder die Heldin jede Hürde überwindet, alle Schwierigkeiten meistert und glücklich und zufrieden bis ans Ende seiner/ihrer Tage lebt. Sie kann alles sein, was Sie sich wünschen. Wenn Sie Ihre eigene Geschichte schreiben, können sogar scheinbar unüberwindliche Hindernisse überwunden werden. Wunder werden möglich, Hoffnung wird wiederhergestellt und Leidenschaft wird entfacht. Mit dieser Geschichte übernehmen Sie tatsächlich die Regie über Ihre eigene Wirklichkeit.

Also lassen Sie uns auf die Reise gehen.

2
Wasser: Flüssige Kristalle von oben nach unten

Wir wollen unsere Reise starten, indem wir uns ansehen, wie wir die Botschaften des Universums in unserem Körper speichern.

Unser Körper besteht zu 70 Prozent aus Wasser. Das Verhältnis an fester Masse zu Wasser im Körper entspricht dem Verhältnis Festland zu Meer auf dem Erdplaneten. Wasser bedeutet Leben, und ohne es könnte keine Kreatur und keine Pflanze überleben. Wasser ist die Wiege, die die universalen Botschaften in und um jede lebende Zelle jedes Lebewesens auf der Erde bindet. Wenn dieser lebenswichtige flüssige Bestandteil unseres Körpers abnimmt, nimmt auch unsere Fähigkeit ab, die positiven Energien unseres Universums zu binden.

Wir wollen Wasser das ›flüssige Kristall, das von oben nach unten fließt‹ nennen. Das heißt, dass es universale Weisheit enthält und sie vom Makrokosmos in den Mikrokosmos transportiert – genau in die Zelle hinein. Es ist für Leben von fundamentaler Bedeutung, dass unser Körper einen eingebauten Schutzmechanismus besitzt, der sofort aktiv wird, sobald das Gefühl von Austrocknung entsteht. Im Gegensatz zu dem, was man uns vielleicht erzählt hat, arbeitet unser Körper nie gegen uns. Er gibt unter den Bedingungen, die wir ihm bieten, immer sein Bestes.

Auch Bewohner von Dürregebieten haben Mittel, um Feuchtigkeit zu speichern. Zum Beispiel nehmen die Frauen, die in Marokko auf den Feldern arbeiten, nicht viel Wasser mit. Stattdessen nehmen sie frisch gepresstes Argon-Öl. Bestimmte Kulturen haben sich das Wissen erhalten, dass Öl ein ganz wesentlicher Bestandteil für die Erhaltung von Feuchtigkeit ist, da es essentielle Fettsäuren enthält. Später mehr darüber.

Was also lässt uns überhaupt austrocknen? Unser erster Grundsatz – und der Grundsatz, auf dem das Erwachen der Zellen basiert – ist, dass der Bestandteil an Wasser im Körper jede Art von Stress in Form von Austrocknung registriert. Äußerer Stress verursacht also die Dehydration der Zellen, was wiederum inneren Stress auslöst. Die Folge davon ist ein fataler Kreislauf im Körper, weil innerer Stress als weiteres Austrocknen des körperlichen Wasseranteils verbucht wird.

Wenn man bedenkt, dass ein vollständig funktionierendes Gehirn zu 80 Prozent aus Wasser besteht, wird deutlich, dass das Gehirn eines der ersten Stellen ist, an denen Dehydration registriert wird. Wie erforscht wurde, kann in Fällen extrem starker Depression das Gehirn bis zu 40 Prozent seiner normalen Kapazität austrocknen. Das schneidet den Betroffenen von seinem vollen Potenzial und dem Erleben des gesamten universalen Wissens ab.

In der Fünf-Elemente-Theorie der chinesischen Medizin werden Angst und Stress im Wasserelement gebunden. Das Element Wasser steuert und versorgt die Nieren, das Gehirn und das zentrale Nervensystem. Diese Sichtweise unterscheidet sich nicht allzu sehr von der westlichen Perspektive, denn wie wir wissen, kontrollieren die Nieren die Flüssigkeitshaushalte des Körpers, und das Gehirn hat von allen Körperorganen den höchsten Wasseranteil. Traditionelle chinesische Ärzte sind sich bewusst, dass alle Gedanken Schwingungen sind. Die Schwingung jeder Art von Stress – sei es ein ungeliebter Job oder eine unverarbeitete Emotion - halten sich zwei Jahre lang im Körper und manifestieren sich immer als Austrocknung im Wasseranteil. Das bedeutet, wenn es irgendwas in Ihrem Leben gibt, worüber Sie unglücklich sind, und diese Situation zwei Jahre lang ungelöst bleibt, erzeugt dies eine Verringerung Ihrer Fähigkeit, im Einklang mit dem Universum zu sein.

Dr. Masaru Emotos Experimente mit Wasser

Vor kurzem wurden einige erstaunliche Experimente durchgeführt, die die Fähigkeit des Wassers, Botschaften zu speichern, deutlich gezeigt haben. Die vielleicht spektakulärsten Experimente machte Dr. Masaru Emoto. Der japanische Forscher Dr. Emoto war daran interessiert, eine einfache Testmethode für die Reinheit und energetische Vitalität von

Wasser zu finden. Wie schon seit Langem bekannt ist, besitzen bestimmte natürliche Gewässer heilende Eigenschaften, doch die Wissenschaft konnte dies bisher nicht nachweisen. Als Dr. Emoto Fotos von Schneeflocken untersuchte, fragte er sich, ob Wasser so eingefroren werden könnte, dass seine Kristallstruktur zutage kommt. Nach vielen Monaten hatte er einen Prozess perfektioniert, mit dem sich destilliertes Wasser in Kristallform einfrieren lässt. Um die Schönheit der Kristallstrukturen zu zeigen, fotografierte er dieses gefrorene Wasser.

Als nächstes fragte er sich, ob das Wesen von Wasser sich verändern lässt, indem man es unterschiedlichen Schwingungen aussetzt. Um seine Theorie zu testen, nahm er zwei Glasflaschen destilliertes Wasser aus derselben Quelle und setzte sie zwei verschiedenen Botschaften aus. Auf zwei Zetteln schrieb er auf Japanisch die Wörter ›Liebe‹ und ›Hass‹. Dann klebte er die Zettel an die Flaschen, so dass die Aufschrift nach innen zeigte. Er ließ die Flaschen über Nacht stehen. Am nächsten Tag fror er das Wasser ein und fotografierte es. Das Wasser aus der Flasche mit dem Wort ›Liebe‹ brachte Kristalle von außergewöhnlicher Schönheit hervor. Doch das Wasser aus der Flasche mit der Botschaft ›Hass‹ produzierte verformte, chaotische Kristalle. Daraus zog er die Schlussfolgerung, dass Wasser die Fähigkeit besitzt, Schwingungen zu binden. Er führte daraufhin Hunderte von weiteren Experimenten durch, bei denen er destilliertes Wasser verschiedenen Begriffen, Musik und anderen vibrierenden Einflüssen aussetzte. Jedes Mal fand er heraus, dass Schwingungen, die sich gut anfühlen, wunderschöne Kristalle hervorbringen, während Vibrationen, die unangenehm sind, verzerrte Kristalle erzeugen.

Nachdem er seine Theorie, dass Wasser durch verschiedene Schwingungen beeinflusst wird, nachgewiesen hatte, fragte er sich, ob sich der Wasseranteil von Nahrung auf die gleiche Weise beeinflussen lässt. Dafür wählte er ein einfaches Nahrungsmittel mit einem hohen Wassergehalt aus, und zwar gekochter brauner Kurzkornreis (der interessanterweise zu 70 Prozent aus Wasser besteht – dem gleichen Prozentsatz wie der menschliche Körper). In der chinesischen Medizin wird brauner Kurzkornreis als ›Nahrung des Dickdarms‹ angesehen – des Organs, das die Botschaft speichert, ob wir ausgetrocknet sind oder nicht. Dr. Emoto beschloss, gekochten braunen Reis zu nehmen und ihn auf drei Gläser zu verteilen. Das erste Glas hob er als Kontrollglas auf. Das zweite bombardierte er mit Beschimpfungen und negativen Gedanken, wann immer er konnte. Das dritte Glas behandelte er liebevoll, hegte und pflegte es und schickte ihm besonders positive Gedanken. Dies tat er zehn Tage lang täglich. Als er danach den braunen Reis in den Gläsern untersuchte, machte er eine erstaunliche Entdeckung. Der Reis im Kontrollglas hatte den natürlichen Fermentierungsprozess durchgemacht und war unappetitlich geworden. Der ›misshandelte‹ Reis war trocken, dunkel, hart und ungenießbar. Der Reis, den er liebevoll behandelt hatte, war zwar fermentiert, doch immer noch süß genug für den Verzehr. Daran können wir deutlich erkennen, dass das Wasser im Reis die Mitteilungen und Schwingungen aufgenommen und festgehalten hatte. Nicht nur das, was Sie essen, wirkt sich auf Ihre Gesundheit aus, sondern auch Ihre Gefühle und Gedanken beim Kochen und Verzehr der Mahlzeiten.

Ein mit Wasser versorgter Körper und die vier Elektrolyten

Um besser zu verstehen, wie der Körper funktioniert, wenn er ausreichend mit Wasser versorgt ist, schauen wir uns die Bewegung unserer vier Hauptelektrolyten – Natrium, Kalium, Kalzium und Magnesium – an. Diese Elektrolyten versorgen den Körper, indem sie das Wasser speichern. Abhängig von der Menge, die sie enthalten, können sie Wasser im Körper und durch den Körper fließen lassen. Für einen perfekt mit Wasser versorgten Menschen bedeutet das die Möglichkeit, Botschaften ungehindert durch den Körper zu schleusen.

Natrium und Kalzium bilden immer ein Paar; ihre natürliche Position befindet sich außerhalb der Zelle in einer so genannten ›extrazellularen‹ Flüssigkeit. Doch am Tag, während die Sonne über den Mond dominiert, es hell ist und wir aktiv sind, dringt eine wesentliche Menge dieses Natriums und Kalziums durch die Zellmembran in die Zelle. Das Natrium ersetzt das Kalium, während es in die Zelle eindringt, und das Kalzium verdrängt beim Eintritt in die Zelle das Magnesium.

In den Stunden, in denen es dunkel ist, dreht dieser Prozess sich um. Der Mond hat eine starke Affinität zu Natrium, wie man an Ebbe und Flut erkennt. Deswegen werden bei Nacht, wenn Ruhe einkehrt, der Mond dominiert und es dunkel ist, Natrium und Kalzium durch die Zellmembran wieder hinaus gezogen, während Magnesium und Kalium wieder in die Zelle dringen. Wenn dieser Prozess abgeschlossen ist, hat ein vollkommener Austausch von Elektrolyten stattgefunden. Der Aufbau von Natrium und Kalzium innerhalb der Zelle ist Teil unseres Müdigkeitsgefühls. Um unser Gleichgewicht wiederherzustellen, müssen wir rasten, ruhen und schlafen. Es ist perfekt, weil es so viele ausgleichende Prozesse in unserem Körper ermöglicht.

Bei Menschen mit vollkommen ausgewogenem Wasserhaushalt stellt dies auch die perfekte Polarität dar, denn während dieses Austauschvorgangs, bei dem der Körper wieder in seine Ausgangsposition gebracht wird, dringen zwei Teile Kalium ein, um drei Teile Natrium hinauszudrücken. Das bedeutet, dass mehr positive Ladung entweicht als zurückfließt. Dies geschieht, um innerhalb und außerhalb der Zelle die richtige Aufladung aufrechtzuerhalten, denn wenn nur zwei positive Ione eindringen, während drei die Zelle verlassen, ist das Innere der Zellmembran negativer, während das Äußere der Zellhaut eine positivere Aufladung beibehält. Dadurch werden sich Trauben von negativ geladenen Teilchen um die Zellmembran herum bilden und so genannte ›Elektronenwolken‹ formen. Diese Elektronenwolken nehmen die Photonen des Lichts auf; sie speichern Licht. Wenn das passiert, wird der Makrokosmos – das universale Wissen – außerhalb der Zellmembran von jeder einzelnen der Billionen von Körperzellen gespeichert. Mitteilungen aus dem Makrokosmos werden dann über das Wasser durch die Zellmembran in den Mikrokosmos transportiert.

Wenn die Zellmembran also die richtige Ladung und Polarität hat, bekommen wir Zugang zum universalen Wissen, können im Leben aus dem Vollen schöpfen und unser Ausdrucks- und Entwicklungspotenzial erfüllen. Das Potenzial der Zellmembran ist von Natur aus mit dem Lebenspotenzial verbunden.

Wir leben in einem Universum, das sich ständig verändert. Um in der Lage zu sein, im Rhythmus des Universums zu tanzen, brauchen wir jeden Tag die vollständige Übertragung des universalen Wissens in unsere Körperzellen. Eine vollständige Übertragung kann jedoch nur stattfinden, wenn der Mensch einen intakten Wasserhaushalt hat und daher die richtige Spannung aufweist. Das bedeutet, dass alles Natrium und Kalzium am Ende einer jeden Nacht das Innere der Zellen verlassen hat und an seinen normalen Platz außerhalb der Zelle zurückgekehrt ist. Der

Tag/Nacht-Zyklus ist daher der erste Rhythmus des Universums, zu dem wir tanzen müssen, um im Fluss mit all dem zu sein, was um uns herum ist.

Der Austrockungsalarm

Wir wollen uns nun anschauen, was bei einem ausgetrockneten Körper auf der Zellenebene passiert. Wie wir schon festgestellt haben, arbeitet der Körper nie gegen uns. Ausnahmslos gibt er jederzeit sein Bestes für uns. Wenn wir ausgetrocknet sind, wird er uns schützen, doch wenn wir den Zustand der Austrocknung nicht beheben, bleiben wir an diesem Zeitpunkt stehen. Das ist einer der Schutzmechanismen des Körpers. Das aber schafft eine Situation, in der wir dazu neigen, in der Vergangenheit statt der Gegenwart zu leben.

Wie reagiert der Körper also auf das erste Anzeichen von Austrocknung? Er geht sofort in einen Zustand erhöhter Wachsamkeit, die wir den ›Austrocknungsalarm‹ nennen wollen. Durch die Aktivitäten der Leber kurbelt er die Produktion von Cholesterin an, das zu den ausgetrockneten Zellen transportiert wird.

Die Zellmembran besteht aus drei Schichten. Auf den Außenseiten finden sich zwei Polarisierungsschichten, die die schon erwähnte Ladung speichern. Im Kern gibt es eine Fettschicht, die keine Spannung enthält. Der Körper produziert das extra Cholesterin, um es in die Zellmembran einzulagern und sie so vor weiterem Wasserverlust zu schützen. Das verringert ihre Durchlässigkeit. Und das wiederum beeinträchtigt die Fähigkeit der Kanäle innerhalb der Zelle, sich zu öffnen und zu schließen. Die verminderte Durchlässigkeit hemmt die normalen Bewegungsabläufe der vier Elektrolyten in die Zelle hinein und aus ihr hinaus.

Diese Beeinträchtigung kann sich erheblich auf unsere Gesundheit auswirken, ist jedoch eine natürliche Reaktion auf eine vorgegebene Situation. So arbeitet der Körper, um uns vor ernsthaftem Schaden zu bewahren. Das Cholesterin hat die Aufgabe, die Flüssigkeit in der Zelle zu schützen, damit wir nicht an Austrocknung sterben.

Die Kraft der Sonne ist tagsüber stark genug, um die Bewegung von Natrium und Kalzium ins Innere der Zelle zu bewirken. Beide ersetzen dann Kalium und Magnesium. Doch der Mondeinfluss auf uns ist weitaus schwächer. Dadurch entsteht eine Situation, in der die Kraft des Mondes, das Natrium und Kalzium durch die dreischichtige Zellmembran mit der Schutzschicht aus Cholesterin herauszuziehen, geschwächt wird. Auch leidet besonders die westliche Ernährung unter Magnesiummangel. Magnesium wird aber benötigt, damit sein Partner Kalium nachts wieder in die Zelle eindringen kann. Untertags haben wir zwar die Bewegung von Natrium in die Zelle hinein, doch nachts gelingt es der Zelle es nicht, das gesamte Natrium wieder heraus zu schaffen. Dieser unvollständige Kreislauf bedeutet, dass wir mehr Natrium mit seiner positiven Ladung in der Zelle haben, als gut für uns ist. Aus diesem Grund beginnen sich die Bedingungen in der Zelle zu verändern.

Diese Situation beobachte ich deutlich bei Leuten, bei denen myalgische Enzephalomyelitis (ME), also ein chronischer Erschöpfungszustand, auftritt. Wenn ich sie frage: »Wie fühlen Sie sich, wenn Sie morgens aufwachen?«, antworten sie häufig, dass sie sich morgens schlechter fühlen als vor dem Zubettgehen. Die aufgebaute positive Ladung in der Zelle muss in der Nacht aufgelöst werden, sie muss aus der Zelle entweichen, damit sich bei der Person keine Krankheit festsetzt. Die Lösung ist hier, dem Patienten zu helfen, seinen Wasserhaushalt wieder aufzufüllen. Wenn er nur ein Medikament oder ein Heilmittel einnimmt, könnte das dem Körper noch mehr Stress zuführen, da es eine weitere Botschaft ist, die der Körper entschlüsseln muss. Und wenn Sie ein homöopathisches Mittel nehmen, kann es sein Potenzial nur bis zu den Ebenen Ihres Wasserhaushalts umsetzen.

Wenn die Spannung in der Zelle nicht korrekt ist, bedeutet das auch, dass der pH-Wert in der Zelle nicht korrekt ist. Und wenn der pH-Wert in der Zelle nicht in Ordnung ist, sind die gesamten pH-Werte im Körper nicht in Ordnung.

Denken Sie daran, dass Wasserhaushalt, pH-Werte, Temperatur und die Fähigkeit, Licht zu speichern und zu nutzen, alles wichtige Faktoren sind. Bei Personen mit akutem Austrocknungsalarm lässt sich erkennen, dass der Wasserhaushalt und die pH-Werte verändert sind und das Vorhandensein von Licht sich durch die störenden Elektronenwolken verändert hat. Da das Licht versickert, wird die Zelle anfangen, ihre Temperatur zu verändern. Sie wird kälter. Je mehr Austrocknung vorhanden ist, desto mehr kühlt die Person ab.

Der Tag/Nacht-Zyklus (in einem Körper mit genügend Flüssigkeit)

Eine normale gesunde Zelle – Bewegung der Elektrolyten am TAG

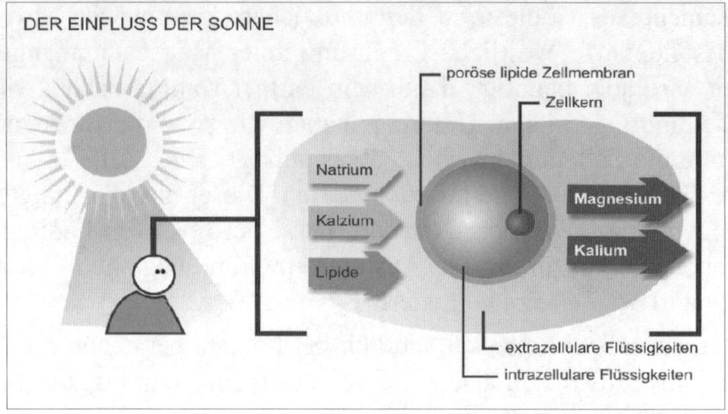

Die natürliche Position für Natrium und Kalzium ist außerhalb der Zelle. Die natürliche Position für Magnesium und Kalium ist innerhalb der Zelle. Tagsüber: Die Sonne drückt Natrium/Kalzium + Lipide/Fette (die immer zusammen reisen) in die Zelle. Dadurch werden ihre Gegenstücke verdrängt – Natrium verdrängt Kalium, während Magnesium von Kalzium verdrängt wird. Die lipide Zellmembran bleibt durch ausreichende essentielle Fettsäuren (EFA) in der Ernährung durchlässig.

Eine normale gesunde Zelle: Bewegungen der Elektrolyten während der NACHT

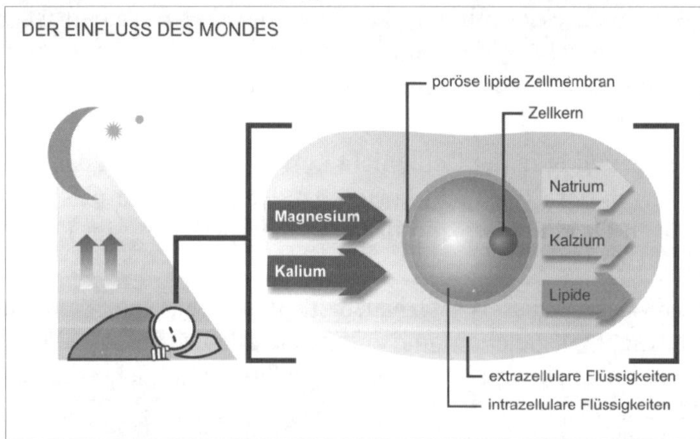

Bei Nacht: Der Mond zieht das Natrium (mit dem Kalzium und den Lipiden, da diese immer zusammen reisen) aus der Zelle heraus. Dieser Prozess wird durch einen Stoß des Magnesiums und Kaliums bei ihrer Rückkehr ins Innere der Zelle unterstützt. Die lipide Zellmembran ist aufgrund ausreichender essentieller Fettsäuren in der Ernährung durchlässig.

Der Tag/Nacht-Zyklus (in einem ausgetrockneten Körper)

Eine ausgetrocknete Zelle – Bewegung der Elektrolyten am TAG

Hier ist die Zellmembran deutlich weniger durchlässig als sie sein sollte – dadurch erfährt die Bewegung der Elektrolyten einen Widerstand. Doch tagsüber ist der Energiestoß der Sonne stark, daher werden Natrium, Kalzium und Lipide durch den Cholesterinmantel nicht zu sehr gehemmt; sie können sich in die Zelle hineindrücken und Magnesium und Kalium verdrängen.

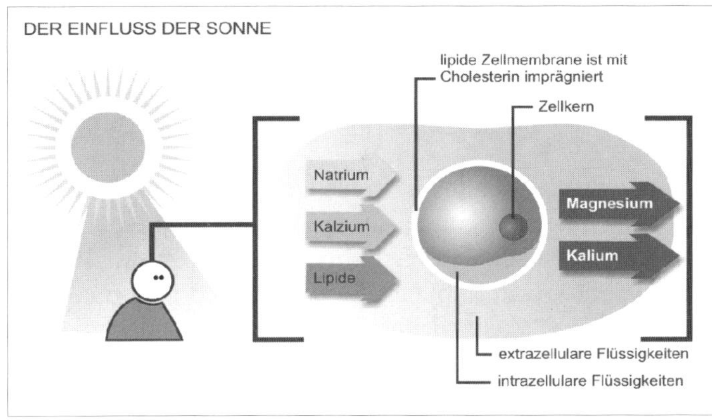

Eine ausgetrocknete Zelle: Bewegungen der Elektrolyten während der NACHT

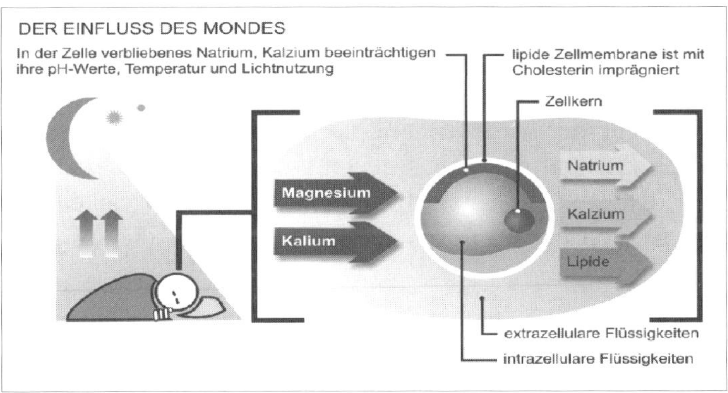

Hier ist die Zellmembran deutlich weniger durchlässig – dadurch erfährt die Elektrolyten- Bewegung einen Widerstand. Da der Sog des Mondes viel schwächer ist als der Druck der Sonne, wird der Austausch der Elektrolyten bei Nacht mehr beeinträchtigt. Außerdem ist die westliche Ernährung zwar reich an Natrium/Kalzium, doch arm an Magnesium/Kalium. Daher sind die Magnesium/Kalium-Levels, die für den Schubs zurück in die Zelle notwendig sind, nicht vorhanden. Das Zusammenwirken der obigen Umstände bewirkt Überreste von Natrium, Kalzium und Lipiden in den Zellen.

Ein Phänomen, das wir unter diesen Umständen beobachten können, ist, dass der Betroffene seine Fähigkeit verliert, akute Krankheitsprozesse zu durchlaufen. Eine Person mit chronischem Erschöpfungszustand (ME) hat die Fähigkeit verloren, eine wunderbar heftige Erkältung oder Grippe zu entwickeln, bei der der Körper die Energie besitzt, sich aufzuwärmen. Auf der Ebene des Austrocknungsalarms sehen wir Stagnierung und alle Krankheiten, die mit Stagnierung zu tun haben. Wenn die Aktivitäten der Lymphdrüse stagnieren, drückt sich das zum Beispiel in ständigen Ohrentzündungen bei Kindern aus. Wenig Energie ist ein deutliches Anzeichen von Stagnierung.

Wenn die Stagnierung sich ins Extreme steigert, kann sie die Gehirnfunktionen dramatisch beeinträchtigen. Wer zum Beispiel eine schizoide Episode entwickelt, befindet sich eigentlich in einem Zustand extremer Dehydration. Hyperaktivität, bipolare Störungen und abnormales Verhalten deuten alle auf einen Zustand hin, in dem die Person immer mehr vom Universum abgespaltet wird. Ein Mensch, der scheinbar eine irgendwie verrückte und bizarre Existenz lebt, wie zum Beispiel ein extrem psychisch Gestörter, ist von äußeren Einflüssen abgeschnitten. Sein ganzes Wesen hat sich nach innen verkehrt. Ein solches Individuum ist in sich gefangen, in einen veränderten Realitätssinn, der in keiner Weise mit dem universalen Wissen verbunden ist. Er denkt und handelt ohne einen Bezug zu dem, was draußen wirklich vorgeht, und soziale Kontakte werden für ihn fast unmöglich.

Je tiefer die Ebene der Austrocknung ist, umso tiefer und ernster ist die Krankheit. Ein Zustand wie Krebs deutet auf extreme Austrocknung hin und zeichnet daher ein äußerst angstbesetztes Bild. Wenn eine Person sehr trocken ist, entsteht Angst als deutliches Zeichen, die aus dem eigenen Körper hochsteigt.

In diesen so genannten ›unheilbaren‹ Krankheiten beobachten wir einen Teufelskreis, bei dem Stress und Angst die Austrocknung antreiben, und die Austrocknung wiederum Angst und Stress verstärken. Es ist sinnlos, sich einer solchen Situation mit rationalen Überlegungen zu nähern, warum der Betroffene krank ist, und zu sagen, er bräuchte massenweise Medikamente oder Heilmittel, weil er so krank ist. Was wir hier als Erstes tun müssen, ist, den Körper zu beruhigen, indem wir den Austrocknungsalarm ausschalten. Wir müssen die Tag-/Nacht-Reinigung des Körpers ermutigen, statt einen Haufen anderer Substanzen in ihn hineinzuschütten.

Denn wenn wir das tun, erhält der Körper viele weitere Botschaften, die noch mehr Stress verursachen und den Körper dazu treiben, noch mehr Cholesterin zu produzieren, das den Zellenaustausch noch mehr blockiert.

Vielleicht sollten wir die Möglichkeit in Betracht ziehen, dass wir degenerative Krankheiten verursachen, wenn wir einem Körper, der nicht länger spüren kann, wer er ist, immer mehr Botschaften schicken. Echte Heilung kann nicht dadurch bewirkt werden, indem eine Person mit äußeren Botschaften in Form von (orthodoxen oder alternativen) Medikamenten und Heilmitteln bombardiert wird. Bei ernsthaften Erkrankungen wie zum Beispiel Krebs hat man eine Situation, in der die Person keinen Kontakt zu ihrer inneren Weisheit hat. Das erklärt, warum Patienten so häufig dazu gebracht werden, sich schrecklichen Behandlungsmethoden zu unterziehen.

Wenn der Austrocknungsalarm ausgelöst worden ist, beeinträchtigt er auch die Energie. Martin L. Budd beschreibt in seinem Buch *Low Blood Sugar* Hypoglykämie, also Unterzuckerung als die Unfähigkeit, die richtigen Kalziumwerte im Blut aufrechtzuerhalten. Wenn Kalzium zusammen mit Natrium in einer Zelle hängen bleibt, ist es unmöglich, den Blutzucker stabil zu halten. Das wirkt sich sofort auf den Energielevel aus. Also wird jeder Zustand, der Dehydration verursacht, auch unmittelbar das Energiepotenzial senken. Das wiederum hat einen starken Effekt auf jedes Körperteil. Es kann zu vielseitigen Problemen wie Lymphverstopfung, Bluthochdruck, Müdigkeit und einem geschwächten Immunsystem führen.

Grundsätzlich gehen wir davon aus, dass Austrocknung schon automatisch besteht, wenn irgendeine Krankheit im Körper auftaucht. Der Grund dafür ist, dass sich der Betroffene allmählich immer mehr vergiftet, wenn der Zellenaustausch nicht stattfindet. Sämtliche Krankheitssymptome – ob die Zurückbehaltung von Körperflüssigkeiten, Kopfschmerzen, Verstopfung oder extreme Krankheiten – führt uns zu unserem ersten Grundprinzip zurück: Der Patient muss dehydriert sein.

Was lässt uns austrocknen?

Welche Dinge in unserem Leben und unserer Umwelt lassen uns austrocknen? Wie wir schon festgestellt haben, führt alles, was Stress oder

Angst verursacht, zum Austrocknen. Das kann in unseren Beziehungen zu anderen sein, im Job oder zu Hause. Es kann unsere Fahrt zur Arbeit sein, die Orte, an denen wir uns oft aufhalten oder alle möglichen anderen Faktoren. Natürlich können es auch Dinge aus unserer Vergangenheit sein. Nicht verarbeitete Gefühle werden im Körper in Form von Schwingungen festgehalten, die zwar im Hintergrund ticken, aber ähnliche Schwingungen aus dem Makrokosmos anziehen. Deswegen scheinen manche Menschen in ihrem Leben immer wieder dieselbe Art von zerstörerischen Situationen anzuziehen. Doch wenn wir die Zellen öffnen, um das universale Wissen zu empfangen, können wir diese alten Schwingungen noch einmal aufrufen und die Blockaden der Vergangenheit lösen, die uns daran hindern, uns weiterzuentwickeln.

Außer Stress durch ungelöste Emotionen verursacht auch die Umgebung Stressfaktoren. Der allerschlimmste Stressfaktor ist die elektromagnetische Störung durch Handys und wifi.. Es kann sich zum Beispiel äußerst negativ auswirken, in der Nähe eines Mobilfunkmasts zu leben. Wir werden ständig mit diesen versteckten Energien bombardiert, und sie können sich enorm auf das auswirken, was in und um unseren Zellmembranen geschieht. Solche Energien können das Potenzial unserer Zellmembran unmittelbar hemmen. Dabei beeinträchtigen sie unseren Sinn, wer wir wirklich sind. Vergessen Sie nicht: Der stärkste Stressfaktor von allen ist der, nicht zu wissen, wer wir sind und uns selbst nicht zu verwirklichen. Handys und digitale Telefone, Computer, Elektrodecken und viele elektrische Geräte, vor allem im Schlafzimmer, lassen alle potenziell schädliche Felder elektromagnetischer Störungen entstehen.

Häufiges Fliegen, wie viele es heutzutage tun, setzt den Körper noch mehr elektromagnetischem Stress aus. Stellen Sie sich vor, in einem Flughafen mit all seiner elektronischen Kommunikation zu sitzen. Die Luft flirrt buchstäblich vor elektromagnetischen Störfaktoren.

Wenn wir nach Ursachen von Stress im Leben eines Menschen suchen, müssen wir seinen Lebensstil berücksichtigen. Auch sollten wir uns die verschriebenen Medikamente und Unterhaltungsdrogen sowie seine Ernährung ansehen. Stellen Sie sich vor, welche Herausforderung ein kommerziell hergestellter Hamburger mit Pommes Frites für den Körper darstellt – im Vergleich zu einer Schüssel hausgemachter Suppe!

Sie können auch sehen, wie extrem stressig es sein kann, wenn zu viel Natrium und nicht genug Kalium in Ihrer Nahrung enthalten ist. Wir müssen in dem, was wir essen und trinken, eine Dominanz von Kalium auf der Ebene der Zellmembranen herstellen, wenn wir unser ganzes Potenzial erreichen und halten wollen. In der westlichen Ernährung besteht meist ein Überschuss an Natrium und Kalzium.

Auch können wir die Behandlungsmethoden unserer Krankheiten näher ansehen. Die meisten Leute, die heute krank werden, scheinen davon besessen zu sein, ihre Symptome auszumerzen. Das ist ein starker Verdrängungsprozess.

Und wir können uns die Impfungen anschauen. Sobald ein Impfstoff verabreicht wird, verbleibt er als Schwingung einer Krankheit im Körper. Mit dieser Krankheit könnte der Mensch im Leben irgendwann einmal konfrontiert werden. Glauben Sie nicht, dass die Schwingung einer Krankheit in Ihrem Inneren ähnliche Schwingungen anziehen könnte? Einem Kind werden bis zu 32 Impfstoffe verabreicht. Das bedeutet im Alter von zwei Jahren die schwingende Botschaft von 32 Krankheiten.

Es lässt sich sehr einfach erkennen, wie unsere Gesellschaft, die von Angst absolut angetrieben wird, sich immer mehr zusammenzieht und sich vom universalen Wissen abspaltet. Stellen Sie sich vor, wie klein unsere Vision ist und wie leicht man uns lenken kann, wenn wir in einem Körper stecken, der davon ähnlich abgeschnitten ist.

Daher besteht im vorliegenden Buch unser Hauptaufgabe darin, den Austrocknungsalarm auszuschalten, denn wie wir wissen, wird eine Zelle, die von einem Cholesterinmantel umhüllt ist, den intakten Tag-/Nacht-Austausch von Natrium und Kalzium mit Kalium und Magnesium nicht zulassen.

Wie man das Austrocknungsalarm-System ausschaltet

Den körpereigenen Austrocknungsalarm biochemisch auszuschalten, ist ein recht langwieriger Prozess. Wir müssen die Struktur der Zellmembran verändern, um vollständig Flüssigkeit aufnehmen und das Licht nutzen zu können. Das braucht Zeit. Doch wie ich schon erwähnt habe, ist der Dickdarm das Organ, das registriert, ob der Körper genug Flüssigkeit hat oder nicht, und wir können in diesem Organ den Austrocknungsalarm im Körper mechanisch ausschalten.

Man kann zum Beispiel keine Allergie haben, ohne Histamine zu produzieren. Die Zellen, die Histamine produzieren, sind die Mastzellen. Die meisten Mastzellen befinden sich im Dickdarm. Die Mastzellen im Dickdarm können jedoch keine Histamine produzieren, solange man nicht ausgetrocknet ist. Wir werden uns deshalb auf unsere Ernährung und den Lebensstil konzentrieren - und wie beides im Dickdarm registriert wird.

Sehen Sie sich Ihren eigenen Lebensstil an. Wie oft benutzen Sie ein Handy? Wie oft haben Sie es eingeschaltet? Haben Sie noch einen altmodischen Telefonapparat mit Kabel oder verwenden Sie ein kabelloses Telefon? Wie oft sitzen Sie vor Ihrem Computer? Steht in Ihrem Schlafzimmer ein Fernsehgerät? Schalten Sie Ihre Elektrogeräte aus oder bleiben sie immer auf Stand-by? Benutzen Sie eine elektrische Decke? Haben Sie eine Mikrowelle? Fahren Sie jeden Tag mit der U-Bahn oder dem Zug, die beide mit Strom angetrieben werden? Denken Sie daran, wie all diese Details Ihre Polarität beeinträchtigen könnten.

Es ist notwendig, alles zu überprüfen, was Stress verursacht. Denn wenn wir den Austrocknungsalarm des Körpers nicht ausschalten, haben wir keine Möglichkeit, unseren Körper beim richtigen Austausch in den Zellen zu unterstützen. Alles andere arbeitet nur dagegen und verursacht noch mehr Stress.

Helfen Sie Ihrem Körper, im Gleichgewicht zu bleiben, indem Sie versuchen, mit dem natürlichen Rhythmus ihrer Umwelt zu leben? In den nördlichen Breitengraden ist die Lichtspanne im Winter kürzer. Dadurch werden die Nächte länger. Das ist keine Zufallslaune der Natur. Im Winter haben wir einen Anstieg in unserem Metabolismus, den wir brauchen, um unsere Körperwärme zu erhalten. Die längeren Nächte sind notwendig, um unseren Zellen mehr Zeit zu geben, sich zu reinigen und wieder ins Gleichgewicht zu bringen. Wenn 14 Stunden am Tag dunkel sind, wäre es für uns auch ideal, während dieser 14 Stunden zu ruhen, denn das ist die Zeit, die unser Tag-/Nacht-Zellenaustausch für seine vollständige Entfaltung braucht. In den Sommermonaten, in denen es viel mehr Licht gibt, brauchen wir nicht so lange für den Tag-/Nacht-Austausch. Falls Sie also die Möglichkeit haben, Ihren Lebensstil dem natürlichen Licht und der Dunkelheit anzupassen, sollten Sie das auch tun.

Nachdem wir uns kurz den Lebensstil angeschaut haben, wollen wir nun untersuchen, wie die Ernährung dabei helfen kann, den Austrocknungsalarm abzustellen, der in unserem Dickdarm ausgelöst wurde. Unsere Ernährung muss wasserhaltig sein und den Dickdarm beruhigen. Einfache Nahrung steuert zur Stressreduzierung bei und schenkt dem Körper zusätzliche Energie und dadurch das Extrapotenzial zur Heilung. Eine einfache und natürliche Ernährung enthält simple Botschaften, die den Körper rasch wieder ins Gleichgewicht bringen kann.

Wir müssen Lebensmittel essen, die das Gleichgewicht der pH-Werte fördern und die keine Herausforderung für unseren Blutzucker bedeuten. Bei Getreide und Hülsenfrüchten müssen wir zum Beispiel sicherstellen, dass wir Sorten wählen, welche die Insulinproduktion nicht überfordern.

Auch ist es für uns nicht natürlich, nach Einbruch der Dunkelheit zu essen, da das die natürliche Zeit für Ruhe und Erneuerung ist. Die Verdauung verbraucht über mehrere Stunden hinweg enorme Mengen von Energie. Zu Nachtzeiten zu essen kann dem Körper daher zusätzlichen Stress bereiten. Im Winter kommen die meisten Leute erst nach Anbruch der Dunkelheit von der Arbeit nach Hause. Es wäre daher vorzuziehen, zu diesem Zeitpunkt nur eine einfache Mahlzeit zu sich zu nehmen. Sie könnten zum Beispiel eine Schüssel braunen Reis oder eine Suppe, die nur aus einer oder zwei Sorten Gemüse zubereitet ist, verzehren. Dadurch bürden Sie dem Körper nicht zu viel Stress auf, der sich in der ruhigeren Winterzeit störend auswirkt. Im Sommer können Sie das Gegenteil tun und eine weitaus üppigere Mahlzeit zu sich nehmen.

Sobald der Austrocknungsalarm im Körper ausgeschaltet worden ist, hilft das dem Patienten, wieder mehr zu sich zu finden. Wenn Sie die Flüssigkeitszufuhr fördern, unterstützen Sie dadurch auch das zentrale Nervensystem. Dadurch werden Gehirn und Verstand klarer. Dann sind wir bereit, den nächsten Schritt zu tun und die Biochemie zu verändern. Wir wenden Ernährung und Techniken an, mit denen sich die Bedingungen im Teströhrchen allmählich wandeln, bis die Zellenreinigung perfekt wird. Die Techniken sind mein Lieblingsaspekt für das Erwachen der Zellen. Sie sind einfache, aber wirksame Mittel, den sehr vernachlässigten Körperteilen Energie zurückzugeben. Das steigert den Austausch und die Zufuhr, was wiederum das zentrale Nervensystem unterstützt. Die Techniken können dadurch enorme Bewusstseinsveränderungen bewirken.

Um die Durchlässigkeit der Zellmembran zu erhöhen, müssen wir außerdem allmählich die Fähigkeit des Körpers verbessern, Öle zu nutzen, denn die lipide Zellmembran braucht natürliche Fettsäuren, um richtig zu funktionieren. Wie wir das erreichen, wird später erklärt.

Zusammenfassend lässt sich also sagen, dass der Wasseranteil unseres Körpers nicht nur die Botschaft in sich trägt, wer wir sind, sondern auch unsere Aufladung enthält. Die Polarität, die durch diese Aufladung bewirkt wird, legt im Grunde fest, wie wir umsetzen, wer wir sind. Wenn wir daran arbeiten, unsere Polarität zu ändern, sollte es uns daher nicht überraschen herauszufinden, dass wir damit eine ganz andere Art von Leben anziehen. Wenn die Ladung der Zellmembran korrekt – außen positiv und innen negativ – ist, können wir die Elektronen anziehen, die wiederum die Photonen anziehen, in denen das Wissen des Universums enthalten ist. Beim Erwachen der Zellen fungieren wir als Vermittler, die den Menschen helfen, sich zu öffnen und ihr Potenzial zu erweitern, um die Fähigkeit zurück zu gewinnen, ihre eigene Realität zu erschaffen und ihr Wesen weiterzuentwickeln.

Jeder von uns besitzt einen unglaublichen Körper, der ständig versucht, Gleichgewicht und Harmonie zu finden. Wenn wir uns die Zeit nehmen, unserem wunderbaren Wesen mehr Aufmerksamkeit zu schenken, werden wir das erstaunliche Potenzial entdecken, das sich in unserem Vehikel versteckt. Sobald man die Fähigkeit besitzt, seine eigenen Elektronenwolken um seine Zellmembranen herum zu halten, ist man mit dem Wissen verbunden, das benötigt wird, um einen Zustand der Gesundheit und Vitalität zu erreichen.

Wenn genügend Photonen (Licht) und Sauerstoff im Körper vorhanden sind, kann die Umwandlung von Elektrolyten stattfinden – wie zum Beispiel Natrium in Kalium. Wie man weiß, enthalten die Zellmembranen nicht genügend Kanäle für einen gesamten Austausch von Elektrolyten, der für die körperliche Bewegung innerhalb eines 24-Stunden-Zyklusses notwendig ist. Die Umwandlung würde daher für den Rest sorgen.

3
Licht: Unser Verbindungsdraht

Alles, was wir in unserem Universum hören, sehen und erleben, ist miteinander verbunden. Licht ist der Verbindungsdraht. In diesem Kapitel erkläre ich, wie unser Körper Licht so nutzt, dass wir kommunizieren, und wie wir über das Licht Informationen von allen empfangen, denen wir begegnen. Manche Menschen haben ein besonderes Gespür für andere Leute, indem sie einfach nur mit ihnen zusammen sind. Das nennt man Einfühlungsvermögen. Doch in Wirklichkeit ist es sehr schwierig für jemanden, sein wahres Wesen wirksam zu verbergen.

Da wir uns mit dem Thema Licht befassen, werde ich auch über die zwei essentiellen Fettsäuren sprechen. Essentielle Fettsäuren werden vom Körper nicht selbst produziert, sondern müssen durch die Nahrung aufgenommen werden. Die beiden Fettsäuren, die für jeden von uns lebensnotwendig sind, sind Omega 3 und Omega 6. Diese beiden Substanzen besitzen ein erstaunliches Potenzial, mit Licht zu arbeiten.

Die Trennung zwischen östlicher und westlicher Medizin

In der modernen Welt der Medizin und Heilverfahren gehen Ost und West zwar getrennte Wege, doch im Grunde ist alles miteinander verbunden. In Fernost ist es zum Beispiel ganz normal, von Chakren zu sprechen. Chakren sind die Licht- und Energiezentren des Körpers, und jedes Chakra hat eine andere Farbe. Was nicht so gut verstanden wird ist die Tatsache, dass hinter jedem Chakra eine endokrine Drüse steckt. Hier lässt sich die Verbindung zwischen östlicher und westlicher Medizin erkennen.

Im Interesse unserer Gesundheit müssen wir wissen, was gebraucht wird, um die endokrinen Drüsen anzukurbeln. Sie spielen eine ganz wichtige Rolle in der Lichtverwertung, da sie mit dem Licht, das in unseren Körper eindringt und wieder austritt, verbunden sind. Es ist kaum bekannt, dass wir alle Licht in unserem Körper nicht nur nutzen, sondern auch produzieren und abgeben. Doch wie sich heutzutage wissenschaftlich nachweisen lässt, hat jede Körperzelle das Potenzial, Licht herzustellen. Experimente haben gezeigt, dass die Kraft des Zusammenstoßes von positiven freien Radikalen und negativen freien Radikalen, die im Körper aufeinander treffen, stark genug ist, um ein Lichtphoton zu produzieren.

Licht aus dem Makrokosmos dringt über die Chakren in unseren Körper ein. Mittlerweile wird davon ausgegangen, dass es über die Akupunktur-Meridiane durch unseren ganzen Körper fließt. In der östlichen Medizin besteht das Wissen von den Akupunktur-Meridianen, durch die *Chi* (Energie) durch unseren Körper strömt. Jeder Akupunktur-Meridian hat einen Bezug zu einem bestimmten Organ und spezifischen Emotionen. Entlang eines jeden Meridians befinden sich Akupunkturpunkte, die mit dem äußeren Universum und unserem inneren Universum verbunden sind. Das Licht dringt von außen in unseren Körper ein und bewegt sich entlang der Meridiane.

In letzter Zeit wurde sehr viel über unseren ›Lichtkörper‹ gesprochen. Der Lichtkörper existiert im physischen Körper. All das sind uralte Informationen, die voneinander getrennt wurden.

Im letzten Kapitel sprachen wir von der ausgetrockneten Zelle. Wir untersuchten, wie der Körper beim Austrocknungsalarm die Struktur der Zellmembran auf eine Weise verändert, die die Durchlässigkeit des Lichts in die Zelle hinein und aus ihr hinaus immer mehr einschränkt.

Wie die Aborigines sagen, kommuniziert unser Körper durch Licht. Sie sagen jedoch auch, dass unsere Zellen über Farben miteinander kommunizieren. Im Licht finden sich alle Schattierungen des Farbspektrums von Violett bis Rot. Wir wollen uns das gesamte Lichtspektrum vorstellen, das auf eine vollkommen funktionierende Zelle trifft. Es dringt in sie ein und verlässt sie dann wieder. Es bewegt sich weiter zu einer anderen Zelle und dann zur nächsten und so weiter. Doch wenn die Zelle dehydriert ist, wird das eindringende Licht gebrochen, und nur ein Teil des ganzen Spektrums kann auf der anderen Seite ankommen. Das bedeutet, dass eine ganz andere Botschaft durch die Zelle an die nächste Zelle weitergegeben wird. Austrocknungsalarm beeinträchtigt das Eindringen von Licht und der notwendigen Nährstoffe durch die Zellmembran und damit die Qualität der Kommunikation, die wir empfangen.

Wir müssen selbst dafür sorgen, dass die Bedingungen in unserem Teströhrchen günstig sind für alles, was in unsere Zellen dringt. Die Substanz, die möglicherweise am schwersten zu verwerten ist, ist Öl. Häufig kommen Patienten zu mir, die zwar wirklich verstehen, dass Öl für sie wichtig ist, doch die sehr merkwürdige Symptome entwickeln, wenn sie anfangen, Öl einzunehmen. Dann müssen wir die Bedingungen im Teströhrchen untersuchen. Wir schauen uns die Flüssigkeitszufuhr an. Falls erforderlich, schalten wir den Austrocknungsalarm aus. Außerdem prüfen wir Verfügbarkeit und Verwertung von Licht, die pH-Werte und die Temperatur. Um den pH zu korrigieren, verwenden wir neben den Techniken eine basenbildende Ernährung. Da das endokrine System Licht nutzt, sehen wir auch an, wie blockiert dieses Körpersystem ist. Die Schilddrüse – eine der endokrinen Drüsen – ist für die Kontrolle der Körpertemperatur ganz wichtig. Wenn jemand eine niedrige Körpertemperatur hat, ist höchstwahrscheinlich die Schilddrüsenfunktion gestört. Veränderungen in der Körpertemperatur beeinträchtigen das endokrine System, das wiederum unsere Verwertung von Ölen – und damit Licht und unsere Fähigkeit, Licht zu produzieren – beeinträchtigt. Wir dürfen nicht vergessen, dass der Makrokosmos sich im Licht widerspiegelt, das wir erhalten, und dass es sehr wichtig ist, die größtmögliche Menge an Makrokosmos in unseren Zellen und damit in unseren Mikrokosmos aufzunehmen, damit wir uns so gut wie möglich unserer Umgebung anpassen können.

Die Ladung der Zellen und Elektronenwolken

Lassen Sie uns jetzt die Zelle ein bisschen näher betrachten. Die Zelle muss die richtige elektrische Ladung haben. Der Grund dafür ist, dass die essentiellen Fettsäuren – Omega 3 und Omega 6 – bei der Aufnahme vom Körper das Potenzial besitzen, eine Menge Elektronenwolken herzustellen. Elektronen haben die Fähigkeit, die Lichtphotonen aufzunehmen, die die Mitteilungen des Universums in sich tragen.

Wenn die Bedingungen im Teströhrchen stimmen, werden die essentiellen Fettsäuren schnell und wirksam zersetzt, vom Metabolismus aufgenommen und produzieren Elektronenwolken. Diese Wolken bestehen aus negativ geladenen subatomaren Teilchen. Um sie zur Außenwand der Zellmembran ziehen zu können, muss die Ladung der Außenseite der Zellmembran am Ende eines jeden 24-Stunden-Kreislaufs stark positiv werden. Die Wolken müssen um die Zellmembran herum festgehalten werden, denn wenn sie wegschweben, haben sie nicht die richtige Wirkung. Dann können die Botschaften, die uns über die Photonen geliefert werden, nicht in die Zelle vordringen.

Um uns also mit unserem eigenen inneren Wissen zu verbinden, müssen wir an den Ernährungserfordernissen innerhalb der Zelle arbeiten. Der Kern muss eine starke positive Ladung haben, das Innere der Zellhaut muss stark negativ geladen sein, und das Äußere der Zellmembran muss eine starke positive Ladung aufweisen. Dies ermöglicht es den negativ geladenen Elektronen, sich am Äußeren der Zellmembran zu halten. Deswegen ist das Potenzial der Zellmembran so unendlich wichtig. Es muss auch ein deutlicher Unterschied zwischen der Ladung innerhalb und außerhalb der Zelle bestehen.

Die allgemeine Ladung der Zelle verändert sich abhängig davon, an welcher Stelle des 24-Stunden-Zyklusses wir uns gerade befinden, und hängt stark von unserem Gesundheitszustand ab. Ein voller 24-Stunden-Kreislauf ist nötig, bis die Zelle in einem gesunden Körper ihre korrekte Ladung zurück erhält. Auch die Erde verändert ihre Ladung innerhalb eines Zyklus von jeweils 24 Stunden.

Es finden sich umso mehr Elektronenwolken außerhalb der Zellmembran, je höher entwickelt ein Mensch oder Tier ist und je leichter die Person oder das Tier nicht nur jede eingehende Information aufgreift, sondern auch ihr oder sein wahres Wesen ausstrahlt. Kurz und gut: Je größer die Elektronenwolken, umso mehr Licht hält und strahlt ein Wesen aus.

Interessanterweise besitzen nur Wale, Delfine und Menschen die Fähigkeit, Ketten zu bilden, die 28 Kohlenstoffatome produzieren. Im Gegensatz dazu bilden alle anderen Spezies Ketten aus 26 Kohlenstoffatomen. Je länger die Ketten sind, umso besser können sie Licht speichern und umso größer ist die Ebene potenzieller Erleuchtung.

Omega 3 und Omega 6

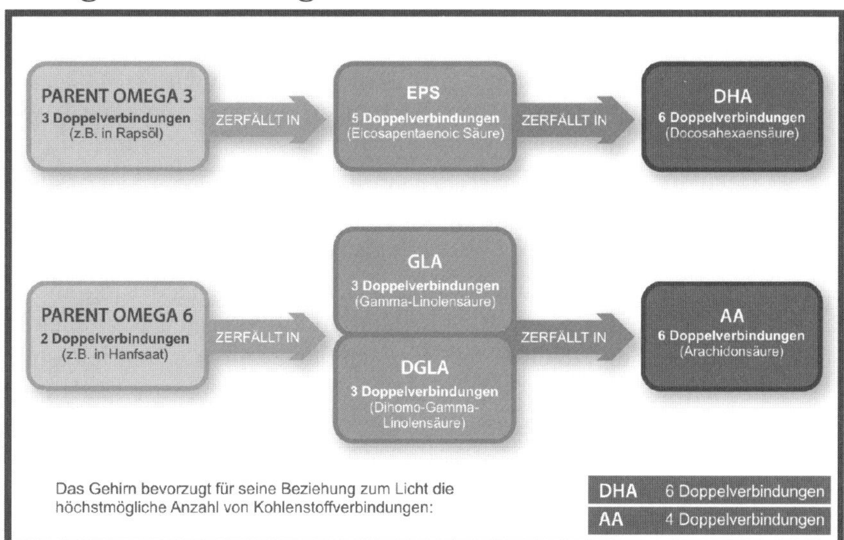

Die Aufspaltung von Omega 3 und 6

Omega 3 und Omega 6 sind für Menschen die einzigen essentiellen Fettsäuren. Manche halten Omega 9 auch für notwendig, doch in Wahrheit kann der Körper Omega 9 aus Omega 3 selbst produzieren; sie ist also nicht essentiell. Doch was ist an diesen beiden Fettsäuren so besonders – vor allem in Bezug auf Licht und das endokrine System?

Omega 3 und Omega 6 werden zur Herstellung von Substanzen benötigt, die sich *Prostaglandine* nennen; sie bedienen das endokrine System. Damit unser Körper die ganze Bandbreite an notwendigen *Prostaglandinen* herstellen kann, brauchen wir Omega 3, Omega 6, Magnesium, Zink sowie die Vitamine B3, B6, C und E. Diese Substanzen müssen ständig zur Verfügung stehen, damit *Prostaglandine* produziert werden können und dadurch das endokrine System vollständig funktionsfähig ist.

Und wo ist die Verbindung zum Licht? Wir wollen uns zuerst Omega 3 ansehen. Ein Omega-3-Öl wie zum Beispiel Flachsöl weist drei Kohlenwasserstoffdoppelbindungen auf. Unser Körper zersetzt es in EPS, das fünf Doppelbindungen hat. Das EPS wird weiter in DHA zersetzt, das sechs Doppelbindungen enthält. Je mehr das Öl in seine Bestandteile zersetzt wird, desto mehr Doppelbindungen weist es auf. Omega 6 hat nur zwei Doppelbindungen. Wenn das in GLA zersetzt wird, enthält es schon drei Doppelbindungen. Das zerfällt in Arachidonsäure, die vier Doppelbindungen hat. Wenn wir Omega 3 in seine Komponenten zersetzen, erhalten wir DHA, das sechs Doppelbindungen aufweist, und wenn wir Omega 6 zersetzen, erhalten wir vier.

Das Wunderbare daran ist die Tatsache, dass das Gehirn einen starken Bedarf an DHA und Arachidonsäure hat, die beide das höchste Potenzial zur Lichtspeicherung enthalten. Der höhere Aspekt unserer selbst – unser Gehirn – hat ein weitaus stärkeres Potenzial zur Lichtspeicherung als jeder andere Körperteil. DHA und Arachidonsäure finden sich zwar auch in anderen Körperteilen, doch im Gehirn sind sie am konzentriertesten. Wenn die Bedingungen im Teströhrchen jedoch nicht günstig sind, wird der Mensch kaum in der Lage sein, die notwendigen Öle zu zersetzen.

Wie die Öle mit der Geografie unseres Planeten übereinstimmen

Die Natur ist schon erstaunlich, wenn man sich die unterschiedliche Verfügbarkeit von Ölen auf der Welt anschaut. Denken Sie nur an die Eskimos im kältesten, dunkelsten Gebiet, dem nördlichen Polarkreis. Was für Öle konsumieren diese Menschen? Wie wir feststellen, stehen ihnen Fischöle zur Verfügung, die reich an EPS und DHA sind. Es sind Öle mit mehr Kohlenwasserstoffdoppelbindungen und daher mehr Potenzial, Licht zu speichern, was in einem dunklen Gebiet natürlich nötig ist.

Wenn wir ein wenig weiter südlich wandern, lernen wir, dass dort Flachsöl konsumiert wird. Flachsöl ist ein Omega-3-Öl. Kanada ist hierfür ein gutes Beispiel, und dort wird viel Flachs angebaut. Wenn man Flachs in einem heißeren und helleren Klima wie Brasilien anbaut, wird es dort zwar sehr schnell wachsen, doch interessanterweise kein Omega 3 enthalten. In jedem Gebiet bringt die Natur nur die Nahrung hervor, die für diese Umgebung ausgewogen ist.

Wenn wir in wärmere und hellere Gefilde weiter südlich gehen, entdecken wir, dass dort Omega 6 auftaucht. Öle, die reich an Omega 6 sind, sind zum Beispiel Lein-, Sonnenblumen- und Kürbisöl; sie weisen eine höhere Konzentration an Omega 6 als an Omega 3 auf.

Dann reisen wir noch weiter in den Süden, zum Beispiel ans Mittelmeer, wo noch mehr Licht und Wärme vorherrschen. Hier wird Omega 9 verwendet. Omega 9 ist eine mono-ungesättigte Fettsäure; das bedeutet, dass sie nur eine Kohlenwasserstoffdoppelbindung aufweist. Den Menschen hier steht so viel Licht zur Verfügung, dass sie in ihren Ölen nur eine Doppelbindung brauchen.

Noch weiter südlich bis hin zum Äquator, wo ein hohes Maß an starkem Sonnenlicht vorhanden ist, stellen wir fest, dass die Öle gesättigt sind. Gesättigte Öle enthalten keine Doppelbindungen, sind sehr hitzebeständig und außerdem äußerst wichtig für die Zellmembran, da gesättigte Fette sich zur Strukturbildung besser eignen als ungesättigte Fette.

Ich habe Menschen behandelt, die zum Beispiel MS manifestiert hatten. Wenn sie in England – einem recht kalten und dunklen Land – leben, müssen sie Flachsöl zu sich nehmen. Doch wenn sie zum Beispiel eine Weile in Indien leben, stellen sie fest, dass sie dieses Öl nicht mehr brauchen, weil sie in ein heißeres und helleres Klima gezogen sind. Wenn Leute mit Symptomen wie M.E, die eindeutig Probleme haben, das Licht umzusetzen, und bei denen alles in ihrem Körper langsamer abläuft und blockiert ist, in eine wärmere und hellere Umgebung ziehen, beginnt der Körper häufig, sich zu regenerieren und zu kommunizieren.

Diese Informationen über Licht, Temperatur und Öle auf der Erde lassen sich auf den Körper – das Teströhrchen – übertragen. Wenn das Teströhrchen relativ kalt und dunkel ist, muss man die Behandlung mit den richtigen Ölen für kältere und dunklere Bedingungen beginnen.

In den zahlreichen Büchern über Ernährung finden sich ganz unterschiedliche Informationen darüber, was das richtige Verhältnis von Omega 3 zu Omega 6 in unserer Nahrung ist. Die gängige Meinung ist, dass man für den täglichen Verbrauch mehr Omega 6 als Omega 3 braucht – aber stimmt das auch, und wenn ja, in welchem Verhältnis? Verschiedene Fachleute haben unterschiedliche Meinungen. Je mehr man die Arbeiten dieser Fachleute untersucht, desto mehr stellt man fest, dass das von ihnen jeweils empfohlene Verhältnis davon abhängt, wo auf der Welt ihre Untersuchungen durchgeführt wurden. Wenn sie zum Beispiel Forschungen in einer kälteren und dunkleren Region durchgeführt haben, finden sie heraus, dass ein Mensch ein höheres Verhältnis von Omega 3 zu Omega 6 benötigt. Wie ich auf den britischen Inseln festgestellt habe, ist der Bedarf an Omega 3 viel höher, wenn ich jemanden aus Schottland im Winter behandle, als der Bedarf im Sommer wäre. Interessant ist auch, dass der Bedarf einer Kuh an Omega 3 und Omega 6, die mit hochwertigem grünem Gras gefüttert wird, 1:1 ist. Wenn man ihr jedoch Getreide vorsetzt, ändert sich ihr Bedarf zu 1:20 zugunsten von Omega 6. Der Schlüssel liegt darin, seinen Körper den Umweltbedingungen anzupassen.

Dr. Johanna Budwig und das Licht

Dr. Johanna Budwig war eine der größten Spezialisten auf dem Gebiet, wie der Körper Licht speichert und verwendet. Sie war eine der Vorreiterinnen der Erkenntnis, wie notwendig Licht für die erfolgreiche Behandlung der ganz tief sitzenden Krankheiten wie zum Beispiel Krebs, die heute auf dem Vormarsch sind, ist. Sie entdeckte, wie wichtig die essentiellen Fettsäuren für das Speichern von Wissen und Informationen sind und wie ihre korrekte Anwendung der Zugang zu unserem vollständigen Potenzial als menschliche Wesen sein kann. Auch fand sie heraus, dass die an Schwefel reichen Aminosäuren, die sich in Proteinen finden, gleichzeitig mit den essentiellen Fettsäuren eingenommen werden müssen, damit die Öle vollständig genutzt werden können. Das überrascht nicht, wenn man bedenkt, dass diese Öle in der Natur immer in Verbindung mit Proteinen auftreten, sei es in Pflanzen oder Tieren. Sie erkannte, dass wir in die Lage gebracht werden müssen, diese Öle zu absorbieren, sie durch unser Lymphsystem zu schleusen und an die Zellmembranen zu transportieren.

Zu Anfang ihrer Behandlung schlug Dr. Budwig ihren Patienten immer einen Flachsöl-Einlauf vor. Sie ließ die Analöffnung des Patienten mit 500 ml Flachsöl, das auf Körpertemperatur erwärmt worden war, füllen und eine Stunde lang einwirken. Wie sie sagte, würde der Mensch in dieser Stunde mehr Elektronenphotonenaktivität als je zuvor erhalten. Das würde ihm den Zugang zum universalen Wissen öffnen und ihn befähigen, die Antworten auf seine Probleme zu finden.

Öle sind für die Flüssigkeitszufuhr ganz wichtig, und sehr wichtig, um Angst auszuschalten. Johanna Budwigs Arbeit an Krebs ist vor allem deshalb faszinierend, weil sie sagte, dass, um zu heilen, die innere Antenne einer Person für das gesamte Farbspektrum geöffnet sein muss. Hier meinte sie nicht nur das Farbspektrum, sondern auch ultraviolettes und kosmisches Licht. Wie sie feststellte, enthielten all diese Strahlen lebenswichtige Informationen, die vom physischen Körper aufgenommen, in den Elektronenwolken gespeichert und von den Zellen genutzt werden müssen. Wenn wir ausgetrocknet sind und unser Körper sich zusammenzieht, ist das nicht möglich, da sich dann die Spannung um die Zellmembran herum verändert, so dass sich keine Elektronenwolken bilden können. Auch sind wir in diesem kontrahierten Zustand voller Angst.

Erinnern Sie sich noch daran, dass wir im ersten Kapitel über den Photonengürtel sprachen und dass in der jetzigen Zeit mehr Photonen zur Verfügung stehen als in den vergangenen 11.000 Jahren? Das bedeutet, dass uns heute mehr Wissen zur Verfügung steht, doch wir können den Zugang zu diesem Wissen nur bekommen, wenn wir unser Teströhrchen richtig präpariert haben. Das verstärkte Licht, der verringerte Magnetismus und das schnellere Pulsieren der Erde gewähren uns ein riesiges Potenzial an Veränderungen auf der persönlichen und der globalen Ebene. Wir traten im Jahr 1987 in den Photonengürtel ein und werden in den nächsten Jahren völlig darin eintauchen. Wir alle müssen diesen Übergang schaffen.

Licht dringt nicht nur aus dem Universum ein, sondern wird auch durch freie Radikale produziert, die mit hoher Geschwindigkeit zusammenstoßen. Dieses innerlich produzierte Licht wird Biophotonen genannt. Unser DNS individualisiert das Licht aus dem Universum. Es enthält die Formel, wer wir sind. Wenn wir perfekt funktionieren und fähig sind, Biophotonen herzustellen und auszustoßen, können wir auch das Wesen sein, das wir sind.

Begriffe wie *Erleuchtung*, *allsehend* und *allwissend* drücken in Wirklichkeit unsere Fähigkeit aus, Licht zu speichern und zu nutzen. Im Grunde ist es das Licht, das allsehend und allwissend ist. Im Licht steckt das Potenzial, die Verbindungen zwischen allem zu erkennen, und diese glückliche Verbundenheit bedeutet Harmonie. Sie bedeutet, mit allen eins zu sein. Das ist keine neue Erkenntnis, sondern in Wirklichkeit uraltes Wissen. Die ägyptischen Tempel des Altertums hatten besondere Kammern, in denen Öle zum Einsalben gemischt wurden, und weitere Kammern, die die Schwingungen von Individuen erhöhen sollten. Die Salbung mit Öl ist in Wahrheit das Einsalben mit Licht und wird seit Tausenden von Jahren mit Heilung verbunden. Heilung wiederum bedeutet Schwingungserhöhungen und das Ausgleichen von Energie.

Wenn Licht und Sauerstoff in ausreichenden Mengen im Körper vorhanden sind, kann die Umwandlung stattfinden. Sie verändert unsere Sicht über unsere Körperfunktionen dramatisch.

4
Die universalen Zyklen, zu denen wir tanzen

Wir sind alle Individuen in einem riesigen Universum. Wie passen wir also in das größere Gesamtbild, und wie beeinflusst das größere Gesamtbild unseren Körper?

Alles um uns herum beeinflusst uns, weil absolut alles in unserem Körper, unserem Leben und im Universum miteinander verbunden ist. Wir wollen daher einige Rhythmen der Natur näher untersuchen, um zu sehen, wie sie uns beeinflussen.

Wir beginnen mit dem Tag-/Nacht-Zyklus, über den wir in Kapitel 2 gesprochen haben. Es handelt sich um einen Kreislauf, der die Sonne und den Mond mit einbezieht. Beide üben eine starke Wirkung auf uns aus. In diesem Tag-/Nacht-Zyklus gibt es außerdem zweistündige Phasen, in denen verschiedene Organe und daher verschiedene Emotionen angesprochen werden. Sie finden sich im chinesischen Fünf-Elemente-System in Kapitel 6.

Auch verlagert sich die Energie auf unterschiedliche Körperteile, während sich der Mond durch die verschiedenen Sternzeichen bewegt. Diese Verlagerungen finden alle zwei bis drei Tage statt.

Der monatliche Mondzyklus beeinflusst alle Lebewesen auf der Erde. Biodynamische Gärtner wissen das und lassen sich beim Pflanzen, Beschneiden und Ernten vom Mond führen. Wie ihnen bewusst ist, sind je nachdem, ob der Mond zunimmt oder abnimmt, völlig unterschiedliche Energien am Werk.

Außerdem werden wir den Einfluss der unterschiedlichen Jahreszeiten auf uns sehen. Der chinesischen Medizin ist bekannt, dass jede Jahreszeit einen anderen Einfluss auf unseren Körper hat. Jedes Körperorgan arbeitet zyklisch mit den sich entfaltenden Jahreszeiten zusammen, und jede Jahreszeit hat ihre eigenen positiven energetischen Auswirkungen auf verschiedene Organe und Emotionen.

Auch sehen wir uns den Jahreskreislauf an. Bestimmte Jahresdaten wie zum Beispiel unser Geburtstag, können potenziell wichtige Zeiten der Veränderung und Wiederherstellung des Gleichgewichts bedeuten, doch es gibt auch zeitliche Knotenpunkte, mit denen wir arbeiten können.

Und dann begeben wir uns auf eine Reise, die über unseren Planeten hinausgeht. Auf dieser Reise wollen wir untersuchen, wie sich jeder Planet in unserem Sonnensystem auf uns auswirkt.

Sich den Rhythmen der Natur angleichen

Um im Gleichgewicht, offen und gesund zu bleiben, muss jeder von uns in der Lage sein, mit den Rhythmen der Natur zu tanzen. Die Energien der Natur fließen und verebben im Verlauf des Tages, Monats, der Jahreszeit und des Jahrs. Wenn wir mit diesen Energien tanzen, reinigt und nährt sich unser Körper täglich. Wir können auch Zeiten starker Energie für die Reinigung auf einer tieferen Ebene nutzen.

Erinnern Sie sich also daran, wie sich ein gesunder und hydrierter Körper reinigt. Wenn wir von Entgiftung sprechen, meinen wir den ersten Zyklus, den Tag-/Nacht-Zyklus. Am Tag, während Natrium und Kalzium in die Zelle eindringen und Kalium sowie Magnesium herausdrängen, findet eine Veränderung der Konditionen in der Zelle statt. Im Verlauf des Tages wird die Zelle saurer und toxischer. Der Aufbau von Natrium und Kalzium sowie der Abbau von Kalium und Magnesium führen zu Müdigkeit und dem Bedürfnis nach Schlaf. Man sagt, jede Stunde Schlaf vor Mitternacht entspricht zwei Stunden Schlaf nach Mitternacht, und in Bezug auf unsere Fähigkeit der effektiven Selbstreinigung trifft das auch zu.

Vergessen Sie auch nicht, dass die Öle, die wir zu uns nehmen, ganz wichtig sind, um die Struktur der Zellmembran durchlässig und daher gesund zu erhalten. Wenn wir am Ende des Tages in unseren Zellen einen Aufbau von toxischen Stoffen vorfinden, ist es ganz natürlich, zu schlafen und sich zu reinigen. In dieser Phase bewegen sich Natrium und Kalzium unter der anziehenden Kraft des Mondes wieder aus der Zelle hinaus, während Kalium und Magnesium wieder in die Zelle eindringen. Bei ihrem Austritt transportieren Natrium und Kalzium die Giftstoffe aus der Zelle hinaus. Sobald die Toxine die Zellen verlassen haben, treten sie in das Lymphsystem ein. Sie arbeiten sich durch das Lymphsystem hindurch, bis sie die Blutbahn erreichen. Mit jedem Herzschlag findet eine Berührung zwischen Lymphflüssigkeit und Blut statt. Auf diese Weise bewegen sich die Toxine von der Zelle in die Lymphflüssigkeit und von dort aus ins Blut. Das Blut fließt im Körper zur Leber, die sein großer Filter ist. Die Leber entzieht dem Blut die Giftstoffe, entleert sie in die Gallenflüssigkeit, die über den allgemeinen Gallentrakt in die Gallenblase fließt. Von dort fließt sie in den Zwölffingerdarm, den Dünndarm, den Dickdarm und verlässt schließlich den Körper. Giftstoffe werden auch über die Haut und Lungen ausgeschieden. Jedes Mal, wenn wir ausatmen, scheiden wir nicht nur Kohlendioxyd, sondern auch Giftstoffe aus. Doch der Verlauf von Zelle in die Lymphe, von der Lymphe in die Blutbahn, von der Blutbahn zur Leber, von der Leber zur Galle und durch die Ausscheidung hinaus aus dem Körper, ist der Hauptverlauf der Entgiftung. Dieser Ausscheidungsweg muss frei fließen, und wenn wir gesund bleiben wollen, müssen wir uns täglich entgiften.

Wenn die nächtliche Reinigung abgeschlossen ist und alles Natrium, Kalzium und Giftstoffe die Zelle verlassen haben, hat die Zellmembran am Ende der Nacht eine korrekte Spannung. Dann erwacht man erfrischt, voller Energie und ist bereit für den Tag. Sehr viele Menschen wachen jedoch morgens müde auf, selbst nach einem langen Schlaf. Der Grund dafür ist, dass der Austausch der Elektrolyten in der Zelle nicht reibungslos funktioniert und die Selbstreinigung des Körpers daher nicht vollständig abgeschlossen ist.

Wir alle fühlen die Ebbe und Flut der Energien des Tag-/Nacht-Zyklus. Der Morgen fühlt sich anders an als der Nachmittag, und der Nachmittag fühlt sich anders an als der Abend. Unser Körper tanzt im Rhythmus dieser Ebbe und Flut, bei der die natürlichen Energien unserer Umgebung sich jeden Tag für zwei Stunden auf verschiedene Teile unseres Körpers konzentrieren.

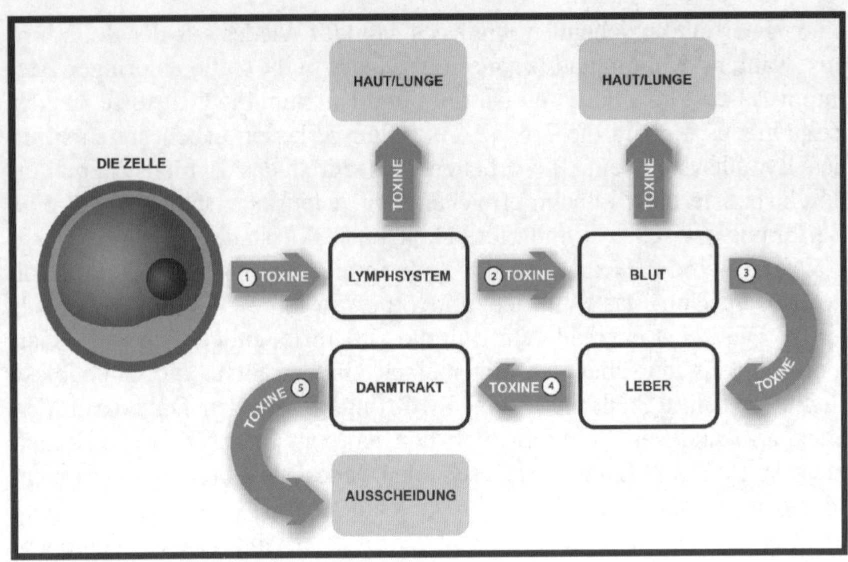

Der Hauptverlauf der Entgiftung/Ausscheidung

Der Tag-/Nacht-Zyklus

Während des Tag-/Nacht-Zyklus hat der Mond nicht nur einen starken Einfluss auf Natrium, sondern auch noch weitere subtile Auswirkungen auf uns. Wenn Sie sich den Tierkreis als ein Mittel vorstellen, mit dem sich der Zeitverlauf markieren lässt, verändert sich die Position des Mondes im Tierkreis ungefähr alle zwei bis drei Tage. Jedes Sternzeichen wirkt sich auf einen anderen Körperteil aus. Im Mondmonat besteht also außer dem Zusammenziehen und Loslassen alle zwei bis drei Tage eine besondere Konzentration auf einen anderen Körperteil, und zwar:

Der Mond im Widder: Von der Kopfspitze bis zur Nasenspitze

Der Mond im Stier: Kiefer, Nacken und Hals

Der Mond im Zwilling: Schultern, Arme und Hände

Der Mond im Krebs: Von der Lunge bis zur Gallenblase

Der Mond im Löwen: Herz und Kreislauf

Der Mond in der Jungfrau: Verdauungsorgane

Der Mond in der Waage: Hüften, Nieren und Blase

Der Mond im Skorpion: Geschlechtsorgane

Der Mond im Schützen: Oberschenkel

Der Mond im Steinbock: Knie, Haut und Knochen

Der Mond im Wassermann: Unterschenkel

Der Mond in den Fischen: Füße

Der Einfluss des Mondes verändert sich während seines Monatszyklus noch mehr. In der Phase, in der er zunimmt, ist es für die Zelle viel leichter, etwas anzuziehen. Wenn der Mond abnimmt, ist es dagegen für die Zelle weitaus einfacher, etwas loszulassen. Das bedeutet, dass der Nährungsprozess stärker ist, wenn es auf Vollmond zugeht, und die Entgiftung in der Phase vor dem Neumond stärker ist.

Bei Vollmond findet sich in der Atmosphäre eine höhere Konzentration von positiven Ionen. Die meisten von uns erleben diese Konzentration von positiven Ionen als sehr unangenehm. Der hohe Level an positiven Ionen um den Zeitpunkt des Vollmonds herum ist schon lange für seine negative Wirkung bekannt – vor allem auf Menschen mit psychischen Störungen. Solche Menschen weisen ausnahmslos ein sehr schwaches Zellmembranpotenzial auf und schaffen es daher auf der Zellebene nicht, sich diesen Veränderungen in der Spannung des Mondes anzupassen.

Manche Leute empfinden es als nützlich, am Tag des Vollmonds zu fasten. Tatsächlich unterstützt es den Körper sehr, in diesen 24 Stunden keine Energie für die Verdauung aufbringen zu müssen. Die starke Vollmondenergie schenkt dem Körper eine wunderbare Gelegenheit, sich auf einer tieferen als der normalen Ebene zu reinigen. Doch der Körper braucht einen genügend großen Energievorrat, um sich diesen Zeitpunkt zunutze machen zu können. Wenn die Ernährung während der Phase, in der der Mond abnahm, richtig war, wird das eintägige Fasten einfach und von großem Vorteil sein. Auch muss der Körper vollkommen mit Flüssigkeit versorgt sein, um sich auf diese Weise reinigen zu können.

Bei Neumond existieren viel mehr negative Ionen in der Atmosphäre, was die meisten von uns als weitaus angenehmer empfinden. Dieses Gefühl der inneren Leichtigkeit macht den Neumond zu einem weiteren perfekten Zeitpunkt, an dem der Körper loslassen und sich entgiften kann, doch diesmal auf eine viel sanftere Weise. Manche Leute fasten auch am Tag des Neumonds, um dem Körper soviel Energie wie möglich für die Reinigung zu lassen, denn zu diesem Zeitpunkt ist unser Potenzial loszulassen am stärksten.

Die unterschiedlichen Einflüsse der Jahreszeiten

Lassen Sie uns nun einen Blick auf den Einfluss der wechselnden Jahreszeiten werfen. Nach der Philosophie der chinesischen Medizin beeinflusst jede Jahreszeit andere Körperorgane, und jedes Organ ist mit dem Ausdruck anderer Gefühle verbunden. Wir haben also tagsüber die zweistündigen Phasen des wechselnden Energieflusses durch verschiedene Organe, die zweitägige Phase, die vom Mond beeinflusst wird, und nun auch noch die Perioden der Jahreszeiten, die jeweils mehrere Wochen umfassen. Das bedeutet, es gibt einen natürlichen Zyklus, in dem jedes Organ – und das Gefühl, das sich durch dieses Organ ausdrückt – für eine bestimmte Zeit im Fokus steht, um die Dinge in unserem Körper in Bewegung zu halten.

Ein klassisches Anzeichen für die Unfähigkeit, mit dem Jahreszeitenrhythmus mitzugehen, ist SAD (saisonal abhängige Depression). Menschen mit SAD neigen zu geistiger und körperlicher Beeinträchtigung, wenn weniger Licht zur Verfügung steht, wie im Winter. Aus dem letzten Kapitel wissen wir, dass jeder von SAD Betroffene schlechte Werte der essentiellen Fettsäuren im Körper aufweisen muss.

Die richtigen Öle auf die richtige Weise zu konsumieren ist zwar notwendig, wenn wir zum Rhythmus der Jahreszeiten tanzen wollen, doch die richtige Ernährung ist genauso notwendig. Rudolf Steiner ging davon aus, dass ein Kind, das man mit Kartoffeln füttert, auf dieser mentalen Ebene stehen bleibt. Das bedeutet, es wird aufhören, sich weiterzuentwickeln und alle unterschiedlichen Jahreszeiten in seinem Körper zum Ausdruck zu bringen. Dadurch wird es unfähig, die damit zusammenhängenden Emotionen zu zeigen. Die Unfähigkeit, Gefühle auszudrücken, wirkt sich deutlich auf den Verstand aus, und man bleibt dadurch im Kopf gefangen. Diese Situation stelle ich bei vielen Erwachsenen und Kindern mit Depressionen und psychischen Krankheiten fest. In ihrem Kopf entwickelt sich ein ständiger innerer Dialog, der sich nicht abschalten lässt. Zum Glück lassen sich Körper und Geist mit der richtigen Ernährung und Unterstützung immer heilen.

Es gibt zwei bestimmte Zeitpunkte im Jahr, deren sich die chinesischen Ärzte schon immer bewusst waren. Das sind die Tagundnachtgleichen im Frühling und im Herbst (Equinox). Die beiden Tagundnachtgleichen entstehen, wenn die Sonne im rechten Winkel zum Äquator steht. Das sind ganz besondere Energiezeiten, an denen der Wechsel zwischen Winter und Sommer stattfindet.

An dem Frühlings-Äquinoktium um den 21. März herum haben wir dieselbe Anzahl von Stunden, an denen es hell und an denen es dunkel ist. Anschließend bricht die Zeit an, in der die Tage länger werden. Dann steht uns jeden Tag etwas mehr Licht zur Verfügung. Das bedeutet einen Anstieg an Photonenaktivität. Während der Tagundnachtgleiche im Frühling findet ein unmittelbarer Wechsel in unserem Energiefluss statt. Im Winter bewegt sich unsere Energie hauptsächlich die Rückseite unseres Körpers hinauf und die Vorderseite hinunter, doch bei der Frühlings-Tagundnachtgleiche dreht sich dieser Kreislauf um. Dann strömt die Energie unsere Vorderseite hinauf und den Rücken hinunter. Dies bringt ein viel stärkeres Gefühl der Ausdehnung mit sich als der Winterkreislauf.

Auch die Tagundnachtgleiche im Herbst, die um den 21. September stattfindet, hat die gleiche Anzahl von Tages- und Nachtstunden, doch danach werden die Tage kürzer und die Nächte länger. Mit jedem Tag reduziert sich so die Aktivität der Photonen. An der Herbst-Tagundnachtgleiche dreht sich unser Energiefluss erneut um, und unsere Energie fließt wieder den Rücken hinauf und die Vorderseite hinunter. Das ist eine ganz natürliche Umkehr von der öffnenden, ausdehnenden Sommerzeit in die verschließende, introspektive Winterzeit.

In den bestimmten Augenblicken, an denen dieser Wechsel stattfindet, bildet sich eine mächtige Energiewelle, die unsere Zellen entgiftet. Das bedeutet, wir haben diese beiden Zeitpunkte im Jahr, an denen die Entgiftung ein natürlicher Prozess ist. Das ist auch der Grund, weshalb so viele Leute um den Zeitpunkt der Tagundnachtgleichen Erkältungen oder Grippe entwickeln.

Es gibt auch noch die Sonnwenden. Auch sie sind Zeitpunkte starker Energie, doch mit ihnen geht keine Umkehr des Energieflusses einher, und deshalb haben sie auch nicht dieselbe reinigende und entgiftende Wirkung. Die Sommersonnwende (in der nördlichen Hemisphäre) um den 21. Juni herum ist der Zeitpunkt, an dem die Sonne direkt über dem Wendekreis des Krebses steht, und ist somit der längste Tag des Jahres. Die Wintersonnwende – um den 21. Dezember herum – ist der Tag, an dem die Sonne im rechten Winkel über dem Wendekreis des Steinbocks steht. Dieser Tag hat die längste Nacht des Jahres.

Die Einflüsse von Sonne und Mond nehmen während der Sonnen- und Mondeklipsen noch zu. Die Eklipsen sind weitere Zeitpunkte starker Energie.

Das Universum ist ständig in Bewegung und fordert uns auf, uns mit ihm mitzubewegen. Wenn unsere Zellen so ausgerichtet sind, dass sich der Ausdruck von Tag und Nacht ungehindert entfalten kann, wird jede Körperzelle vollständig aufgeladen und ist bereit, im Rhythmus der zweistündigen, 24-Stunden und 2-Tageszyklen sowie dem gut 28-Tages-Zyklus des Mondes und des Kreislaufs der Jahreszeiten zu tanzen. Darüber hinaus wird sie sich die noch stärkeren Energien einer Tagundnachtgleiche zunutzen machen können, die eine noch tiefere Reinigung auf Zellenebene bewirken.

Wenn wir mit all diesen Energien und Rhythmen mitgehen können, werden wir niemals stagnieren. Dann können wir uns entgiften und wieder auftanken – die beiden fundamentalen Dinge, zu denen wir für die Erhaltung unserer Gesundheit in der Lage sein müssen.

Stockung ist ein Ausdruck von Krankheit. Wenn wir gesund sein wollen, dürfen wir nicht zulassen, dass unser Wesen auf irgendeiner Ebene stagniert. Wenn wir an fixen Ideen festhalten, ist das ein Zeichen von Stagnierung. Wenn wir unseren Geist verschließen, so ist auch das ein Zeichen von Stagnierung. Ein verschlossener Geist schneidet sich von allen Einflüssen des Universums ab. Heilung bedeutet die Erschaffung von Bewegungsfreiheit. Überlegen Sie nur, wie viel Bewegung die Energien des Universums mit diesen natürlichen Rhythmen in unseren Körper hineinzutragen versuchen!

Die Folgen der Austrocknung

In Kapitel 2 haben wir darüber gesprochen, inwiefern Austrocknung die grundlegende Ausdrucksform und Ursache von Krankheiten ist. Nun wollen wir uns ansehen, welche Folgen die Nichtbehandlung von Dehydrierung haben. Was ist zu erwarten, wenn wir den Austrocknungsalarm eingeschaltet lassen?

Wenn wir unseren Körper wieder einmal mit einem Teströhrchen vergleichen, wird klar, dass die Bedingungen im Teströhrchen eine deutliche Auswirkung auf das Ergebnis eines beliebigen Experiments im Teströhrchen haben. Gehen wir zum Beispiel davon aus, Sie würden beschließen, Vitamine B einzunehmen. Wie diese Vitamine B reagieren, würde von den Bedingungen im Teströhrchen abhängen. Unter Berücksichtigung dieser Bedingungen müssen wir daher als Erstes fragen: »Ist das Teströhrchen ausreichend mit Flüssigkeit versorgt?« Wie wir wissen, wird sich alles zusammenziehen und deshalb nicht frei bewegen können, wenn nicht genügend Flüssigkeit vorhanden ist.

Die nächste Bedingung, die wir berücksichtigen müssen, sind die pH-Werte. Wenn Austrocknung besteht, wird sich dies stark auf die pH-Werte auswirken. Wir haben schon über die Bewegung der vier Haupt-Spurenelemente – Natrium, Kalzium, Kalium und Magnesium – gesprochen. Wo immer sie sich niederlassen, entsteht der pH-Wert in unserem Körper. Wenn das Natrium nachts nicht richtig aus einer Körperzelle entfernt wird, bleibt die Zelle saurer – und damit auch der Körper. Wenn ein Körper sauer wird, ist er weitaus anfälliger für Krankheiten. Magengeschwüre oder Arthritis können zum Beispiel nur in einem zu sauren Körper entstehen.

Veränderungen im Wasserhaushalt und den pH-Werten wirkt sich immer auf die Körpertemperatur aus. Wie ich feststelle, sind Leute, die eine tiefe Vorgeschichte – damit meine ich eine lange Krankheitsgeschichte – haben, häufig sehr unterkühlt. Das findet man besonders an Menschen, die die Diagnose einer ernsthaften Erkrankung wie zum Beispiel AIDS erhalten haben und denen viele Impfungen verabreicht worden sind. Die Körpertemperatur dieser Patienten liegt oft deutlich unter der normalen Temperatur. Unter diesen Umständen ist es nicht selten, dass in ihren Zellen eine Menge Virus-Aktivitäten zu finden sind. Diese Art von Aktivität kann in einer flüssigkeitsgesättigten, leicht alkalischen und richtig temperierten Zelle nicht stattfinden, da Virus-Aktivität in der Zelle entsteht, um Vergiftung zu korrigieren.

Wenn Flüssigkeitszufuhr, pH Werte und Temperatur nicht stimmen, ist auch die Spannung um die Zellmembran herum nicht korrekt. Wie wir herausgefunden haben, brauchen wir einen deutlichen Unterschied in der Spannung innerhalb und außerhalb der Zellhaut, um unser ganzes Potenzial leben zu können. Ein starkes Zellmembran-Potenzial schenkt uns Energie und Lebenskraft. Bei Krebskranken zum Beispiel ist die Spannung innerhalb und außerhalb der Zellmembran ganz ähnlich. Das bewirkt ein schwaches Potenzial, was bedeutet, dass nur wenig Bewegung in die Zelle hinein und aus ihr heraus möglich ist. Dies wiederum verursacht einen Zustand der Stagnierung. Und das entspricht exakt der Sichtweise der chinesischen Medizin, die Krebs als die Manifestierung von Blut- und Energiestagnation beschreibt.

Ich hatte auch schon Patienten mit Allergien und enorm empfindlichen Reaktionen auf elektrische Spannung, was wiederum ein sicheres Anzeichen für ein verändertes Zellmembran-Potenzial ist. Ich weiß sogar von Menschen, die regelmäßig etwas Metallenes wie zum Beispiel einen Heizkörper anfassen müssen, um sich zu erden und Elektronen abzuleiten, die nicht mehr an ihrem Platz um die Zellmembranen herum gehalten werden.

Das Potenzial der Zellmembranen muss stimmen, damit wir Elektronenwolken binden können. Nur wenn wir in der Lage sind, die Elektronenwolken um unsere Körperzellen herum zu binden, können sie Lichtphotonen akzeptieren und festhalten. Die Ebenen der Photonenaktivität, die sich tagsüber und mit dem Wechsel der Jahreszeiten verändern, beeinträchtigen Menschen, die Licht speichern, produzieren und verwerten können, nicht übermäßig. Doch wer das nur beschränkt kann, ist möglicherweise anfällig für Krankheiten wie SAD.

Eines der Gebiete, auf denen ich die stärksten Auswirkungen durch eine Veränderung des Zellmembran-Potenzials feststelle, ist die Fruchtbarkeit. Licht ist für die Entstehung neuen Lebens ganz wichtig. Probleme mit der Fruchtbarkeit nehmen in unserer modernen Welt für Mensch und Tier zu. Das hat mit unserer Fähigkeit zu tun, Licht zu speichern und zu nutzen.

Wir sind bisher noch nicht auf die Wichtigkeit des Sauerstoffs in unserem Körper eingegangen. Ohne Luft und den darin enthaltenen Sauerstoff können wir zwar nicht existieren, doch wir ignorieren häufig, was mit dem Sauerstoff in unserem Körper eigentlich passiert. Wie Forschungen ergeben, sind es die Photonen und Elektronen um die Zellmembran, die Sauerstoff anziehen und die Zelle atmen lassen.

Asthma ist vielleicht die offensichtlichste Krankheit, bei der wir erkennen, dass Sauerstoff die richtigen Stellen im Körper nicht erreicht. Tatsächlich kann ein hohes Maß an Körpersäure die körpereigene Fähigkeit, Sauerstoff zu nutzen, um bis zu 80 Prozent verringern.

Zwischen Elektronen und Sauerstoff besteht eine starke Anziehungskraft, und die an Elektronen reichen Fette in unserem Körper sind diejenigen, die Sauerstoff benötigen. Daran können wir erkennen, wie lebenswichtig der korrekte pH-Wert in unseren Zellen ist. Dann lassen sich Elektronen, Photonen und Sauerstoff in unserem Körper maximal nutzen, und wir können unser menschliches Potenzial maximal ausschöpfen.

5
Die Grundsätze der Heilung

Es ist ganz wichtig, dass wir lernen, mit unserem Körper zusammenzuarbeiten, denn er will auch mit uns zusammenarbeiten. Mit dem Körper arbeiten zu können, bedeutet, die Vorgänge im Körper zu verstehen und zu unterstützen – vor allem dann, wenn es um die Heilung geht.

Das Heringsche Gesetz

Constantine Hering (1800-1880) war eine Homöopathin. Sie stellte ein Gesetz auf, das zwar für die Anwendung in der Homöopathie gedacht war, doch es ist bei allen Aspekten des Heilens das kompakteste und nützlichste Gesetz, das mir in all den Jahren der Patientenbehandlung begegnet ist. Es bietet eine erstaunliche Methode, um die Wirkungen von Behandlungen zu betrachten – und zu erkennen, ob man sich auf eine Heilung hinzu oder von ihr weg bewegt.

Im Heilungsprozess kann es Zeiten geben, in denen der Körper Giftstoffe abwerfen muss. Wenn das geschieht, fühlen sich Patienten meist unwohl. In diesen Phasen sind sie verwundbar für das Wiederaufflackern ihrer Ängste. Fragen wie »Wirkt das denn wirklich?« und »Verschlimmert sich mein Zustand denn nicht?« können in ihnen aufsteigen. Dann erweist sich das Heringsche Gesetz als äußerst nützlich, denn es gibt Ihnen einen klaren Hinweis darauf, ob Ihre gegenwärtigen Symptome ein Anzeichen des Fortschritts oder des Rückfalls ist.

Das Heringsche Gesetz lautet:

Heilung findet von oben nach unten, von innen nach außen, von den wichtigeren Organen zu den geringeren Organen und in umgekehrter Reihenfolge der Krankheitsentwicklung statt.

Das bedeutet, die Symptome werden zuerst vom Kopf und zuletzt von den unteren Körperteilen, vom Inneren des Körpers nach außen zur Haut, Atem und Darm, von den wichtigeren Organen zu den weniger wichtigen verschwinden, und das in umgekehrter Reihenfolge, in der sie zuerst auftauchten. Der wahre Heilungsprozess ist die Umkehr der ursprünglichen Manifestierung des Krankheitsprozesses.

Sie können sich den Krankheitsverlauf wie einen Gang über einen Flur vorstellen, der beständig schmaler wird. Während Sie diesen Flur entlanggehen, sammeln Sie immer mehr Giftstoffe an. Wenn der echte Heilungsprozess beginnt, ist das, wie wenn Sie umdrehen, zurückgehen und dieselben Ebenen der Toxizität noch einmal durchlaufen. Zum Glück verläuft die Reise zurück in die Gesundheit meist weitaus schneller als die Reise in die Krankheit. Das ist, weil die Last auf Ihrem Körper immer schwerer wird, während Sie Toxizität ansammeln, und dies Sie unausweichlich langsamer werden lässt. Indem Sie nun umgekehrt Toxizität ablegen, werden Sie leichter und freier. Wenn das passiert, nimmt die Dynamik Ihrer Reise immer mehr zu. Heilung ist immer eine Reise zurück in das Sich-Wohlfühlen. Sobald Sie sich wohl fühlen, können Sie sich neue Reisen und Abenteuer aussuchen, die Sie in die wahre Weiterentwicklung hineintragen.

Häufig stelle ich fest, dass ein Patient, dem es besser geht – das heißt, der den Flur zurückgeht – dieselben Symptome zum Ausdruck bringt, die er bei der Festsetzung seines Krankheitsprozesses erlebt hat. Er erlebt faktisch dasselbe Ungleichgewicht und die gleiche toxische Last wie zu dem Zeitpunkt, als sich die Krankheit zuerst manifestiert hat. Die Informationen im nächsten Abschnitt – und noch mehr ihre Anwendung – sind für die Behandlung dieses Ungleichgewichts und die Vermeidung von Unwohlsein auf der Reise zurück in die Gesundheit von unschätzbarem Wert.

Wir leben in einer Welt, in der der medizinische Berufsstand von uns kleine Stückchen für Forschungszwecke abschneidet, hier und da Kameras hinhält und sich unter einem Mikroskop unser Blut ansieht. Das alles sind Fragmente der Geschichte des Wesens, das wir wirklich sind. Um zu heilen, müssen wir das Gesamtbild betrachten. Wir müssen echte ganzheitliche Medizin praktizieren. Samuel Hahnemann (1755-1843), einer der Gründungsväter der Homöopathie, hat gesagt, dass die Krankheit die Gesamtsumme dessen sei, was der Mensch einem zeigt und erzählt.

Wenn wir mit dem Heringschen Gesetz arbeiten, können wir sicher sein, keines der Naturgesetze zu verletzen und daher immer Fortschritte zu machen. Wenn die Krankheit also anfängt, von oben herunter zu verschwinden, wird sie die Symptome anrühren, die mit dem Pronomen »ich« beginnen. Patienten werden so etwas wie zum Beispiel »Ich fühle mich nicht kreativ oder motiviert«, »Ich leide unter Depressionen« und »Ich bin immer müde« sagen. Wenn wir das Wort »ich« verwenden, drücken wir damit Gedanken unseres höheren Wesens aus. Es ist die erste Stelle, die im Heilungsprozess gesundet. Während sich die Heilung entfaltet, beginnen diese Symptome zu verschwinden, so dass der Patient nun Aussagen machen wird wie »Ich blicke viel hoffnungsvoller auf die Zukunft«, »Ich glaube, dass ich gesund werden kann « oder »Ich fühle mich irgendwie heller« .

Wenn ein Patient einen Satz mit dem Wort »mein« beginnt, spricht er aus einem viel tieferen Aspekt heraus. »Mein Magen fühlt sich aufgebläht an«, »Mein Knie tut weh« oder »Mein Rücken tut weh« sind alles Anzeichen einer weitaus weniger ernsten Situation, die eher körperorientiert als kopforientiert ist. Doch im Krankheitsprozess sind Symptome, die mit dem Wort »mein« ausgedrückt werden, Zeichen der Herausforderung an die höheren Aspekte unseres Seins. Wenn wir solche Symptome nicht angehen, wird die Krankheit notgedrungen vom Körper bis in den Kopf fortschreiten – vom »mein« zum »ich« wandern.

Sehr häufig begegnet uns jemand, der in der Anfangsphase seiner Arthritis die Steifheit in einem Finger wahrnimmt. Wenn die Krankheit dann fortschreitet, bewegt sich die Arthritis nach innen. Sie kann zum Beispiel erst in die Handgelenke eindringen, dann in die Schultern, sich dann in den Füßen festsetzen und allmählich die Beine bis hinauf an die Hüften belegen. Es ist für diese Krankheit nicht ungewöhnlich, sich im fortgeschrittenen Stadium im Körper auszuweiten und schließlich Herz und Gehirn zu beeinträchtigen.

Auch kommt es ziemlich häufig vor, dass ein Kind ein Ekzem hat, das nach der Behandlung zwar verschwindet, doch durch Asthma ersetzt wird. Wie wir hier eindeutig erkennen können, ist die Krankheit tiefer in den Körper eingedrungen. Sie hat sich aus einem weniger wichtigen Organ – der Haut – in ein wichtigeres Organ – die Lunge – verlagert. Eine Krankheit, die sich auf die Lunge auswirkt, ist eine potenziell weitaus lebensbedrohlichere Krankheit als eine reine Hautkrankheit.

Eine solche Situation kann nur eintreten, wenn die Behandlung unterdrückend gewirkt hat. Leider erlebe ich so etwas bei westlichen und so genannten ›alternativen‹ Heilmethoden häufig. Stellen Sie sich vor, wie sehr sich die Gesellschaft ändern würde, wenn wir alle unseren Kindern das Heringsche Gesetz lehren würden. Für viele Kinder ist die Sprechstunde beim Onkel Doktor wie ein Besuch bei einem Zauberer. Er zieht seinen Zaubertrank aus dem Ärmel und – Simsalabim! – verschwinden die Symptome. Wenn dann neue und ernstere Symptome auftauchen, wird kein Bezug hergestellt. Und wenn auch diese neuen Symptome durch die Medizin unterdrückt werden, geht der Prozess weiter. Es lässt sich also leicht erkennen, weshalb chronische Krankheiten immer verbreiteter werden.

In meiner Kindheit war Krebs noch eine seltene Erkrankung. Heute scheint jeder mehrere Verwandte oder Bekannte zu haben, die daran gestorben sind. Die gegenwärtige Krebsbehandlung widerspricht absolut dem Heringschen Gesetz und wird einen Patienten niemals wirklich gesund machen. Gesundheit ist viel mehr als nur das Fehlen von Symptomen. Es ist die völlige Freiheit von Toxizität, und das Heringsche Gesetz ist eine wunderbare Anwendung, uns verschiedene Levels von Toxizität deutlich zu machen.

Wenn Sie das Heringsche Gesetz begriffen haben, erkennen Sie die Sinnlosigkeit vieler Anstrengungen der Gesundheitsbehörden im Westen und anderswo. Es mag ja eine großartige Vorstellung sein, Polio durch Massenimpfungen aus Afrika zu verbannen, doch offensichtlich prüft niemand nach, ob die Impfung den Körper nicht geschwächt haben könnte. Die Sterblichkeitsrate scheint in diesen massengeimpften Gebieten nie zu sinken. Im Gegenteil – sobald eine Krankheit ›ausgerottet‹ worden ist, taucht eine noch ernsthaftere Krankheit auf. Sehen Sie sich nur die rasante Verbreitung von AIDS seit ihrem ersten Auftreten an.

Die Hierarchie der Organe

Es besteht eine Hierarchie der Organe, in der Gehirn und Herz die wichtigsten Körperorgane sind. Eine Krankheit gräbt sich über diese Hierarchie tiefer in den Körper ein. Man kann dieselbe Hierarchie jedoch auch dazu nutzen, um das Loslassen der Krankheit zu verstehen.

Das niedrigste Organ ist die Haut. Gleichzeitig ist sie auch das größte Körperorgan. Das macht sie sehr nützlich, denn wenn Toxizität durch die Haut austreten kann, kann sie einem überbelasteten Körper sehr oft große Erleichterung verschaffen. Das Austreten von Toxizität erfolgt zum Beispiel über das Schwitzen, wenn man Fieber entwickelt. Wenn der Körper Fieber produziert, ist die Haut der hauptsächliche Weg der Eliminierung. Das Fieber zu unterdrücken bedeutet, die Krankheit tiefer in den Körper zu treiben.

Das nächste Organ in der Hierarchie ist der Dickdarm. Erinnern Sie sich daran: Der Dickdarm speichert die Botschaft, ob wir ausgetrocknet sind oder nicht. Ein Ungleichgewicht im Dickdarm empfinden wir unangenehmer als ein Ungleichgewicht der Haut.

Als Nächstes kommen wir zur Leber. Die Leber ist unser flexibelstes Organ. Sogar wenn zwei Drittel der Leber zerstört sind, wird sie sich wieder regenerieren. Sie ist extrem widerstandsfähig und muss unbedingt funktionieren, damit wir in der vergifteten Umwelt der heutigen Zeit überleben.

Wenn wir noch tiefer gehen, finden wir die Nieren und die Lungenflügel. Beachten Sie, dass wir je zwei davon haben. Das ist, weil sie viel empfindlicher und anfälliger für Schäden sind als die in der Hierarchie tieferen Organe. Wenn Sie die Leber unterstützen, schützen Sie damit auch gleich Ihre Nieren und Lunge. Im Westen wird die Haut interessanterweise als dritte Niere angesehen, während sie im Osten als dritter Lungenflügel gilt.

Im Kern unseres Körpers liegen schließlich Herz, Gehirn und Psyche. Wenn Sie eines davon verlieren, können Sie nicht lange überleben. Selbstverständlich brauchen diese lebensnotwendigen Teile allen Schutz, den sie kriegen können. Dieser Schutz wird von den anderen, niedrigeren Organen sichergestellt. Das ist der Grund, warum die Natur Giftstoffe auf diese Weise absorbiert und in umgekehrter Reihenfolge wieder ausstößt.

Die praktische Anwendung des Heringschen Gesetzes

Wie lässt sich also zum Beispiel das Heringsche Gesetz und die Hierarchie der Organe auf ein Kind anwenden, das mit einem Herzfehler geboren wurde? Um zu verstehen, wie das geschieht, brauchen wir nur das Heringsche Gesetz auf die früheren Generationen anwenden. Dann können wir deutlich erkennen, wie sich die Toxizität von einer Generation über die nächste angesammelt hat und weitergereicht wurde. Es ist, als wäre das Kind am unteren Ende eines Korridors aus Krankheiten geboren, der sich aus den Vergiftungen gebildet hat, die seine Vorfahren angesammelt haben. Deshalb schauen wir uns beim zellularen Erwachen immer die Vorbedingungen an, die sich aus den vorausgegangenen Generationen ergeben.

Zwar ist der Weg eines Individuums durch den Korridor aus Krankheiten immer einzigartig, doch das Heringsche Gesetz trifft jedes Mal zu. Der typische Weg könnte bei einer geringfügigen Hautkrankheit anfangen. Wenn sie unterdrückt wird, zeigt der Darm häufig Anzeichen von Ungleichgewicht. Diese können Verstopfung oder auch Durchfall im Wechsel mit Verstopfung sein. Es gibt gegenwärtig in der westlichen Welt sehr viele Menschen, die unter einer Funktionsstörung des Darms oder unter IBS (Reizdarm-Syndrom) leiden. Wenn diese Symptome unterdrückt werden, könnten Probleme in der Lunge entstehen und so weiter.

Wenn ich von Unterdrückung der Symptome spreche, meine ich nicht nur die Anwendung westlicher Medikamente zur Symptombekämpfung, sondern auch den wuchernden Gebrauch von Impfungen. Alle Impfstoffe unterdrücken von Natur aus. Dazu sind sie da.

Wie ich festgestellt habe, wird ein gesundes Kind häufig ein Ungleichgewicht im Dickdarm wie zum Beispiel Verstopfung oder Koliken entwickeln, wenn man es impft. Wenn man ein Kind mit einer Dickdarmstörung impft, entwickelt es oft ein Ungleichgewicht in der Haut – zum Beispiel Ekzeme. Wenn man ein Kind mit einer Hautstörung impft, wird es wahrscheinlich ein Lungenproblem entwickeln. Ein Ungleichgewicht der Lunge muss nicht unbedingt die Entstehung von echtem Asthma bedeuten. Es kann sich auch so äußern, dass das Kind einfach kraftloser und weniger zufrieden wirkt. So ein Kind erlebt einen Schwund an

Energie und Lebenskraft, die es davon abhalten, sein Wesen und Potenzial voll zu entfalten. Und wenn ein Ungleichgewicht in der Lunge unterdrückt wird, kann die Krankheit den Geist angreifen. Kinder mit Lungen- und Darmproblemen entwickeln nach der MMR-Impfung (gegen Masern, Mumps und Röteln) immer häufiger Autismus. Die Explosion von Autismus, ADHD und Lernstörungen bei unseren Kindern ist ein klares Anzeichen dafür, wie viel Toxizität wir an sie weitergegeben haben. Das ist der Grund, warum ich mit beiden Eltern mindestens zwei Jahre vor der Empfängnis arbeite, wenn ich Fruchtbarkeitsprobleme behandle.

Es sind nicht nur die Impfungen in der Kindheit, die solche Krankheitsmuster entstehen lassen. Wie in Kapitel 1 erwähnt, habe ich in der Praxis festgestellt, dass bei 90 % der Magersuchtfälle, die ich behandelt habe, die Symptome innerhalb von sechs Monaten nach der Impfung gegen Tuberkulose auftraten, die in der Vergangenheit häufig auf den Beginn der Pubertät fiel. Magersucht ist eine Krankheit, bei der Toxizität die Kopfebene erreicht hat.

›Alternative‹ Behandlungsmethoden können genauso unterdrückend wirken. Es geht weniger darum, *was* Sie zur Unterstützung des Heilprozesses verwenden, als darum, *wie* Sie es anwenden. Selbst ein einfacher Ernährungszusatz wie Magnesium kann eine unterdrückende Wirkung haben, wenn er falsch angewendet wird. Darüber hinaus können auch Methoden wie zum Beispiel Therapie, die sich auf Probleme aus der Vergangenheit statt auf Lösungen in der Gegenwart konzentrieren, einen unterdrückenden Effekt haben.

Wie man den Körper von Giftstoffen reinigt

Wie können wir also unseren Körper auf sichere und nicht unterdrückende Weise von Toxizität befreien? Hier greift das, was ich ›die Kunst des Erwachens der Zellen‹ nenne. Es ist eine Methode, mit der man sich anschaut, wie unsere Zellen Giftstoffe an das Lymphsystem abgeben, die dann ins Blut weitergeleitet werden, von der Leber gefiltert, zur Galle befördert und schließlich aus dem Körper ausgeschieden werden. Und gleichzeitig lässt sich daran erkennen, wie wir diesen natürlichen

Vorgang der Heilung und Wiederherstellung des Gleichgewichts unterstützen können.

Wenn wir unseren eigenen einzigartigen Korridor aus Krankheiten zurückgehen, ist es ganz wichtig, Toxizität auf jeder Ebene vollkommen loszulassen. Wenn der Körper seine Giftstoffe nicht ausscheiden kann, wird er unweigerlich ein anderes Depot im Körper suchen müssen, wo er sie abladen kann. Das ist nicht wünschenswert, wenn wir zu unserer vollständig wiederhergestellten Gesundheit und unserem ganzen Potenzial zurückkehren wollen.

Als Beispiel untersuchen wir, wie sich eine Halsentzündung unterdrücken lässt und wozu das führen kann. Dann betrachten wir, wie sie sich auf natürliche Weise besser behandeln lässt.

Wenn man einen entzündeten Hals hat, finden bakterielle Aktivitäten statt, um einen toxischen Zustand zu beseitigen. Wir werden uns später die Untersuchungen von Antoine Béchamp ansehen, die diesen Prozess sehr deutlich machen. Er zeigt auf, dass der Körper bei einer Ansammlung von Toxizität eine Situation herbeiführt, durch die diese Giftstoffe ausgeschwemmt werden. Wir erleben sie als eine akute Krankheit. Dabei erhitzt sich der Körper und durchflutet eine bestimmte toxische Stelle mit extra viel Wärme und Blut. Dieser Erwärmungsprozess hat die Wirkung, die Giftstoffe aus dem Körper zu transportieren – vorausgesetzt, das Fieber wird nicht unterdrückt, während der Kopf kühl gehalten wird.

Wenn der entzündete Hals jedoch mit Antibiotika behandelt wird, kommt der ganze Vorgang zum Stillstand. Das bedeutet, die Stockung in der Lymphflüssigkeit, die im Hals deutlich zu spüren ist, kann nicht aufgelöst werden. Die Antibiotika stellen für den Körper eine neue Herausforderung dar, mit der er umgehen muss. Das verursacht Stress, der zu Austrocknung führt. Antibiotika verursachen noch mehr Stockung, und da der Körper sie nicht auflösen kann, vertieft sich die Krankheitsgeschichte der betroffenen Person noch ein bisschen mehr.

Wenn ich mir eine Vorgeschichte ansehe, bei der wiederholt Halsentzündungen – vor allem in der Kindheit – vorkommen, stelle ich häufig fest, dass die Intervalle zwischen den Halsentzündungen mit jeder Behandlung durch Antibiotika kürzer werden. Doch bei der weiteren Entwicklung der Krankheitsgeschichte verschwinden die Halsentzündungen meist irgendwann. Das passiert häufig während einer Wechselphase wie zum Beispiel mit Einsetzen der Pubertät. Die Krankheit fängt dann an, sich auf einer tieferen Ebene zu manifestieren. Sie kann sich auf die Lunge legen und als Energiemangel, Konzentrationsschwäche oder Verlust von Lebenszielen festsetzen. Der Teenager wird dann vielleicht als ›schwierig‹ bezeichnet. Später, wenn der Jugendliche erwachsen wird, kann die Krankheit so tief sitzen, dass sie sich als Depression in der Psyche manifestiert. Die Chinesen nennen die Lunge den ›Sitz der Depressionen‹, was mit unserem Verständnis des Heringschen Gesetzes übereinstimmt. Zu diesem Zeitpunkt sind die natürlichen Kreisläufe von Schlaf und Verdauung häufig schon gestört, was die Situation noch schlimmer macht. Wenn die Depression auch noch durch Medikamente unterdrückt wird, kann der Betroffene letztendlich eine Krankheit wie ME (auch ›chronisches Erschöpfungssyndrom‹ genannt) entwickeln. Ein Mensch, der ME hat, stagniert so sehr und seine Lymphflüssigkeiten sind durch Giftstoffe so verdickt, dass dem Körper keine Energie mehr zur Verfügung steht, um Fieber zum Ableiten der Toxizität zu entwickeln. Das beeinträchtigt natürlich die ganze Vitalität und das gesamte Potenzial des Individuums.

Wenn die Symptome *nicht* unterdrückt werden, kann die Heilung einer Halsentzündung ganz anders aussehen. In einem idealen Szenario geht man das Symptom an, sobald sich der Hals unangenehm anführt. Man schaut sich die Ernährung an und stellt sicher, dass alle schleimbildenden Nahrungsmittel gestrichen werden, weil die Lymphe dünner werden muss. Die Ernährung muss in diesem Fall auch leichter und mit mehr Wasser angereichert werden. Als Nächstes unterstützt man den Heilungsprozess des Körpers mit bestimmten Anwendungen. Ein kalter Feuchtwickel um den Hals zieht zum Beispiel besonders viel Energie auf diese Körperstelle, weil der Körper den kalten Halswickel naturgemäß trocknen und wärmen will. Wenn der Hals Extraenergie erhält, lässt sie sich zur Auflösung des Zustands verwenden. Der Körper nutzt die Hitze eines Fiebers, um die Lymphflüssigkeit zu verdünnen. Deswegen ist es unsinnig, ein Fieber zu unterdrücken. Sie müssen nur sicherstellen, dass der Kopf kühl bleibt, um das Gehirn zu schützen. Sie könnten den Lymphfluss durch andere Anwendungen – wie zum Beispiel Hautbürsten, heißkalten Wechselduschen oder auch einem heißen Bad und anschließendem kühlen Wickel – noch weiter unterstützen. Wenn Sie die Lymphdrüsen richtig in Fluss bringen, wird das auf natürliche Weise die

Verstopfung im Hals auflösen. Man kann die Flüssigkeitszufuhr sogar mit Wassereinläufen fördern, die den Lymphfluss noch mehr stimulieren.

Behandelt man so Krankheiten, dann weiß man, dass ein entzündeter Hals ein Zeichen von Toxizität und Verstopfung ist. Die Gesundheit wiederherzustellen bedeutet, die Giftstoffe aufzulösen und aus dem Körper auszuscheiden. Das Letzte, was wir brauchen können, ist die Hemmung dieses natürlichen Vorgangs.

Es gibt für akute Krankheiten eine generelle Regel. Sie besagt, dass eine akute Krankheit drei Mal in Form einer heilenden Krise auftaucht (die wir uns in diesem Kapitel näher ansehen werden). Doch wenn diese Krankheit drei Mal unterdrückt wird, wird die Krankheitsgeschichte des Betroffenen sich vertiefen. Sie sollten sich daher das nächste Mal, wenn Sie von einem neuen Medikament oder Impfstoff hören, mit dem eine bestimmte Krankheit verschwinden soll, fragen: »In welche Richtung geht die Krankheit tatsächlich? Hat sie sich wirklich aufgelöst und eine Verbesserung des ›Ichs‹ und des menschlichen Potenzials bewirkt? Oder ist sie nichts anderes als eine weitere Unterdrückung von Symptomen, die letztendlich noch viel mehr Menschen in die Depression führen wird?«

Der Unterschied zwischen akuter und chronischer Erkrankung

Lassen Sie uns einen tieferen Einblick in den Unterschied zwischen akuten und chronischen Erkrankungen gewinnen. Wie mir scheint, unterscheidet unsere moderne Gesellschaft nicht zwischen diesen beiden Krankheitsformen.

Die chronische Krankheit

Eine chronische Krankheit ist ein Zustand, der schon über einen ziemlich langen Zeitraum besteht. Er ist die Manifestierung einer chronischen toxischen Belastung im Körper. Diese chronische Last nimmt im Körper Raum ein – Raum, der unter normalen Bedingungen ausreichend mit Wasser versorgt wäre und ungehindert zirkulieren würde.

Gewöhnlich weisen Menschen unterschiedliche Levels chronischer Belastung in verschiedenen Körperteilen auf. Jede dieser verschiedenen chronischen Krankheiten hat ihre eigene Persönlichkeit. Die chronischen

Lasten sind dunkel, sitzen tief und bewegen sich sehr langsam. Daher neigen sie dazu, eine sehr kalte und säurehaltige Umgebung zu schaffen. Ein Individuum, das eine schwere chronische Last aufweist und eine chronische Krankheit manifestiert, neigt zu einer niedrigen Körpertemperatur, einem generell säurehaltigen pH-Wert, ist extrem ausgetrocknet und hat Zellen, die sehr dunkel sind, d.h. denen es an Photonen mangelt.

Beispiele für chronische Krankheiten sind Asthma, Arthritis und die unterschiedlichen Syndrome (wie z.B. ME, Multiple Sklerose, Parkinsonsche Krankheit und Motorneuronenerkrankung). Keine dieser Krankheiten kann sich ohne eine chronische toxische Last im Körper entwickeln. Krebs ist vielleicht die tiefste Krankheit von allen, doch wir sollten uns auch vergegenwärtigen, dass Geisteskranke ein sehr tiefes Krankheitsbild haben.

Eine so starke Ansammlung von Giftstoffen im Körper beeinträchtigt unweigerlich das zentrale Nervensystem, das endokrine System und natürlich die elektrische Spannung im Körper. Die verringerte Spannung bedeutet, dass die chronischen Krankheitsbilder gewöhnlich einher mit geringer Energie gehen. Ich meine damit nicht nur eine geringe Lebenskraft, sondern wenig Energie auf der Zellebene. Das hemmt die Fähigkeit, Veränderungen zu bewirken.

Wie sieht der Anfang dieser chronischen Belastung im Körper aus? Der Körper muss immer in der Lage sein, sich zu entgiften, um sich zu erneuern. Er muss täglich das abwerfen können, was er nicht braucht. Doch wenn dieser Prozess unterdrückt wird und die Körperenergie sinkt, wird der Grundstein für die Entstehung solcher chronischen Krankheiten gelegt. Im Grunde wird der Körper dann zu kühl und ausgetrocknet, um die Energie produzieren zu können, die er für eine akute Krankheitsepisode braucht.

Toxizität entsteht nicht nur als Teil unseres Alltagslebens, sondern ist auch vererbbar. Bei der Untersuchung der Krankheit der Eltern und Großeltern eines Individuums mit chronischen Krankheitssymptomen lässt sich oft die Entstehungsgeschichte der Ansammlung von Giftstoffen erkennen. Zum Beispiel haben die Großeltern möglicherweise beim Heranwachsen kaum mehr als Erkältungen und Grippe gehabt. Das sind akute Erkrankungen, die es dem Körper möglich machen, Toxizität loszuwerden. Als Jugendliche litten sie vielleicht unter Verstopfung und einem

Hautproblem wie Ekzemen oder Ähnlichem. Diese Art von Symptomen mag zwar etwas unangenehm sein, doch sie unterdrücken das Potenzial des Betroffenen nicht übermäßig. Schließlich ist die Haut das größte Ausscheidungsorgan und steht in der Organhierarchie an unterster Stelle. Doch wenn das Ekzem durch die Verwendung von medizinischen Hautcremes und Medikamenten unterdrückt wird, beginnt sich ein tieferes Bild zu formen. Dann baut sich Toxizität auf, die auf die nächste Generation übertragen wird. Man könnte also bei einem oder beiden Elternteilen chronische Krankheiten in seiner oder ihrer eigenen Kindheit feststellen, wie zum Beispiel wiederholte Bronchitiserkrankungen. Wenn diese mit wiederholten Dosen Antibiotika unterdrückt wurden, bauten sich tiefere Ebenen der Toxizität auf. Daran lässt sich die Vertiefung der Krankheit von der Haut und dem Darm in die Lunge erkennen.

Ein Kind, dessen Eltern(teil) schon vor der Empfängnis eine chronische Krankheit hatte(n), kommt mit einer angeborenen chronischen Belastung auf die Welt. Es kann beispielsweise mit Asthma geboren werden. Wenn das Asthma durch Medikamente und Inhalieren unterdrückt wird, wandert die Krankheit von der Lunge weiter zur Psyche. Irgendwann könnte sie sich als Depression, Verhaltensstörungen oder Geisteskrankheit niederschlagen. Denken Sie nur daran, wie verwundbar ein Kind gegenüber Impfstoffen ist, wenn ein Elternteil oder beide chronisch krank sind!

Wenn wir den Familienstammbaum aus dieser Perspektive betrachten, gewährt er uns einen klaren Einblick in Vorbelastungen. Manche Leute sind für Impfungen, andere sind dagegen, und es gibt im Grunde keine Mitte. Doch wie jeder weiß, scheint das Impfen manchen Kindern nicht zu schaden, während es für andere verheerende Nebenwirkungen haben kann. Wenn man sich die Vorbelastungen anschaut, die über die Generationen einer Familie weitergegeben werden, kann man anfangen zu unterscheiden, welche Kinder am ehesten zu potenziellen Nebenwirkungen von Impfstoffen und Medikamenten neigen. Das schenkt den Eltern als Grundlage für kluge Entscheidungen Wissen statt Angst.

Heutzutage werden alle Kinder mit einem gewissen Maß an vererbter Toxizität geboren. Doch je nachdem, wie sie aufgewachsen sind, kann die chronische Belastung sich erhöhen oder sinken. Die Faktoren, die ich bei der Untersuchung von Austrocknung erörtert habe – wie beispielsweise Ernährung und Lebensstil – werden hier ganz wichtige Aspekte. Jeder mit unaufgelöster Toxizität ist auf der Zellebene kontrahiert, denn man kann keine Toxizität haben, ohne auszutrocknen, und Dehydrierung verursacht immer ein gewisses Maß an Zusammenziehung der Zellen. Wenn ein Kind, das mit einer giftigen Vorbelastung geboren wurde, schlecht ernährt wird, bei jedem Versuch des Körpers, die Giftstoffe abzuwerfen, unterdrückende Medikamente schluckt und gegen alles Mögliche geimpft wird, dann ist das genau das richtige Rezept für ernsthafte Gesundheitsprobleme als Erwachsener.

Eine chronische Krankheit ist die stärkste Umsetzung der Austrocknung. Wenn wir ausgetrocknet sind, wird das unserem Körper Stress verursachen, und dieser Stress wird unweigerlich noch mehr Dehydrierung bewirken. Anhand dieser chronischen Krankheitsbilder lässt sich der teuflische Kreislauf der Ebenen von Austrocknung und Stress erkennen, die sich wie eine Spirale fortsetzen. Es ist zwar kein Wunder, dass solche Krankheiten als unheilbar gelten, doch eigentlich beruht dieses Scheuklappendenken auf mangelnden Kenntnissen über die Art und Weise, wie der Körper wirklich funktioniert.

Was können wir also tun, um in solchen Situationen eine positive Veränderung zu bewirken? Als Erstes müssen wir begreifen, dass wir bei der Behandlung von chronischen Krankheiten ganz sanft anfangen müssen. Dadurch verursachen wir nicht noch mehr Stress, der die Krankheit noch tiefer in das Individuum eindringen lässt. Der Patient hat nur ganz wenig Energie in Reserve, und um Heilung zu ermöglichen, müssen wir zusätzliche Energie freisetzen, denn nur der Körper selbst kann sich heilen. Außerdem wollen wir in der Lage sein, Bewegungsfreiheit zu schaffen.

Als Allererstes müssen wir den Austrocknungsalarm ausschalten, denn er wird die Krankheit sofort daran hindern, sich noch tiefer im Körper einzugraben. Als Nächstes müssen wir uns die Bedingungen im Teströhrchen ansehen. Offensichtlich enthält es wegen der toxischen Belastung eine Menge ungewollter Substanzen. Daher müssen wir nun die pH-Werte untersuchen. Wenn wir anfangen, das Gleichgewicht der pH-Werte durch eine basenhaltigere Ernährung wiederherzustellen, müssen wir überlegen, was mit der Säure geschieht, die dadurch freigesetzt wird. Hier kommen wieder die Anwendungen ins Spiel. Durch sie stellen wir sicher, dass die Ausscheidungswege des Körpers vollkommen offen und fließend sind.

Wenn wir angefangen haben, die Flüssigkeitszufuhr und ph-Werte zu verbessern, müssen wir uns anschauen, was mit der Körpertemperatur passiert. Ein gesunder Körper ist in der Lage, sich selbst zu erwärmen und eine akute Krankheitsepisode zu entwickeln, um Giftstoffe abzuschütteln, doch Menschen mit einer chronischen Krankheit haben diese Fähigkeit verloren. Die offensichtliche Lösung ist, sie aufzuwärmen. Auch hier müssen wir sanft beginnen – zum Beispiel mit heißkalten Duschen – aber später können wir ihre Körpertemperatur (vielleicht) auf 38,9 ° C erhöhen, während der Kopf sehr kühl bleibt, um es dem Lymphsystem zu ermöglichen, sich zu verdünnen, damit die Stoffe in Bewegung kommen. Das verursacht häufig Bewegungen in Organen und an Körperstellen, in denen über viele Jahre hinweg ständige Stockung herrschte. Auch das wird eine große Menge Toxizität auflösen; daher müssen die Ausscheidungskanäle unterstützt werden.

Außerdem ist es notwendig, die Lichtverwertung zu beachten. Es gibt Anwendungen, bei denen man besondere Öle anwendet, die das fördern. Wenn wir dem Körper mehr Licht zuführen, bringen wir mehr Informationen aus dem Makrokosmos in die Zellen, von denen manche seit vielen Jahren vom universalen Wissen abgeschnitten waren. Krebszellen sind zum Beispiel völlig vom universalen Wissen abgetrennt und weisen keine Aktivitäten von Elektronen und Photonen auf.

Wenn man das Teströhrchen auf diese Weise behandelt, lässt dies die Entfaltung eines Prozesses zu, bei dem Toxizität ausgeschwemmt und mehr Platz geschaffen wird. Wie ich festgestellt habe, kommt der Betroffene bei der Entfaltung dieses Prozesses an einen Punkt, an dem er sich selbst aufwärmen kann. Bei einem chronisch Kranken gibt es kein positiveres Zeichen als die Fähigkeit, eine akute Krankheit zu entwickeln. Das Fieber einer akuten Krankheit brennt einen Teil der chronischen Last weg und beginnt dadurch, neues Potenzial zu erschließen.

Die akute Krankheit

Wir wollen daher die akute Krankheit und ihren Sinn näher untersuchen. Die klassische akute Krankheit dauert drei Tage und wird gewöhnlich von erhöhter Temperatur in Form eines allgemeinen Fiebers oder der Erwärmung einer bestimmten Stelle begleitet, auf die sich der Körper konzentriert. Das ist ein Zeichen für verstärkte Energie, die sich auf einen bestimmten Körperteil richtet. Wenn man etwas erhitzt, bewegen sich die

Moleküle und sogar die subatomaren Teilchen schneller. Im Körper erfüllt ein Fieber den Zweck, die Körperprozesse zu beschleunigen, um ein Ungleichgewicht aufzulösen.

Eine akute Krankheit ist in Wahrheit ein Geschenk, das es der Person ermöglicht, auf jeder Ebene freier zu werden. Sie sollte daher auf keinen Fall unterdrückt werden. Wenn sie gefördert wird, bewirkt sie eine ›heilende Krise‹. Danach ist die toxische Ladung im Körper leichter geworden. Wenn sie jedoch unterdrückt wird, stellt sie eine ›Krankheitskrise‹ her. Anschließend ist die Toxizität des Patienten noch tiefer in den Körper eingedrungen.

Wie Rudolf Steiner sagte, entsteht eine akute Kinderkrankheit, damit das Kind Giftstoffe verbrennen kann, die es von seinen Eltern geerbt hat. Wenn Sie ein Kind gegen solche akuten Krankheiten impfen, berauben Sie es der Chance, sich von vererbter Toxizität zu befreien. Das wirkt sich enorm auf sein Potenzial aus. Diese heftigen Episoden, egal ob in der Kindheit oder als Erwachsener, brauchen nur durch das unterstützt und gelenkt zu werden, was ich ›die gute alte Krankenpflege‹ nenne.

Bei akuten Krankheiten entstehen bakterielle Aktivitäten außerhalb der Zelle. Heutzutage, da die westliche Medizin akute Krankheiten durch Massenimpfungen angeblich ausgerottet hat, stellen wir fest, dass viele chronische Krankheiten Virusaktivitäten in der Zelle aufweisen. Virusaktivitäten in der Zelle sind weitaus gefährlicher und potenziell lebensbedrohlicher als bakterielle Aktivitäten außerhalb der Zelle.

Der Verlust akuter Krankheiten hat einen Verlust des menschlichen Potenzials und einen drastischen Anstieg in chronischen ›unheilbaren‹ Krankheiten bewirkt. Wenn wir zur Gesundheit zurückkehren wollen, müssen wir Krankheiten auf eine andere Weise als die akzeptierten medizinischen Modelle betrachten, denn diese Modelle funktionieren nicht. Es hat bei den meisten Krebsformen in den letzten 100 Jahren keine generelle Abnahme der Sterblichkeitsrate gegeben, aber trotzdem vertrauen die Menschen immer noch auf Medikamente, Operationen und Strahlentherapie. Unheilbar kranken Patienten werden häufig ›neue Medikamente‹ angeboten. Sie hoffen, damit ihr Leben zu verlängern, müssen jedoch im Grunde als Versuchskaninchen herhalten. Jede Krankheit ist heilbar, doch die Heilung lässt sich nur im Körper finden. Wenn wir die Verantwortung für unsere Heilung anderen überlassen, bewegen wir uns auf dem Korridor der Krankheiten, der immer enger wird. Vielleicht ist jetzt die Zeit gekommen, uns die Kontrolle über uns selbst wieder in die eigene Hand zu nehmen und unsere persönliche Verantwortung für die Pflege und Heilung unseres einzigartigen Vehikels zu übernehmen.

Menschen, die dem chronischen Irrtum verfallen, akute Krankheiten seien ›etwas Schlechtes‹, werden mit chronischen Krankheiten leben müssen. Aber diejenigen, die sich trauen, anders zu denken, die es wagen, von der Rückkehr zur Gesundheit und zum ganzen Potenzial zu träumen, werden einen immer breiteren Korridor entlanggehen, der zu Glück, Gesundheit und Freiheit führt.

6
Regeln von dauerhafter Gültigkeit

Ein chinesischer Meister kann eine Krankheit schon zwei Jahre, bevor sie sich im Körper manifestiert, anhand der subtilen Gerüche spüren, die einem Patienten anhaften. Er kann aufgrund der feinen Farbschattierungen um die Augen und den Mundrand sagen, welche inneren Organe am meisten gestresst sind. Vor dem wirklich geübten Auge können wir keine Geheimnisse verbergen, weil unser Körper alle Ungleichheiten ganz deutlich verrät.

Es gibt in der Philosophie der chinesischen Medizin einen Teil, der sich die ›Theorie von den fünf Elementen‹ nennt. Für mich ist sie die erstaunlichste Weise, mit der sich das Gefühl der Verbundenheit, von dem ich spreche, zusammenfassen lässt. Bei dieser Philosophie ist alles stimmig, weil sie die Weite des Universums voll bewusst umfasst. Sämtliche Akupunkturpunkte der chinesischen Medizin haben nicht nur eine Verbindung zum Körper, sondern auch zum Universum. Aus chinesischer Sicht kommt das große Universum in unserem physikalischen Körper zum Ausdruck, und dieses Wissen bringt ein starkes Gefühl der Verbundenheit mit sich. Die Akupunktur-Meridiane sind außerdem Passagen, durch die sich Licht durch unseren Körper bewegt – und wie wichtig Licht für unseren Zugang zum universalen Wissen ist, wissen wir ja.

Die Konsistenz der fünf Elemente

Die fünf Elemente in der chinesischen Medizin sind Holz, Feuer, Erde, Metall und Wasser. Jedes Element hat viele unterschiedliche Aspekte, die zueinander passen und miteinander verbunden sind. Ein paar davon werden wir näher untersuchen. Jedes Element wird einer Jahreszeit, bestimmten Organen und Gefühlen, Geschmacksrichtungen, Gerüchen, Tönen und einer Vielzahl von anderen Dingen zugeordnet.

Die fünf Elemente können uns helfen, uns auf tieferen Ebenen zu verbinden und den Sinn in Ereignissen und Emotionen zu sehen, die auf den ersten Blick scheinbar nichts miteinander zu tun haben. Wir wollen uns daher auf jedes Element einzeln konzentrieren, um zu sehen, welche Bezüge wir darin erkennen können.

Holz

Das Element Holz wird dem Frühling und der Farbe Grün zugeordnet. Es hat ein Gefühl – Wut – und Organe an den Stellen, an denen dieses Gefühl sitzt. Alles, was mit dem Element verbunden ist, steckt in der Leber und der Gallenblase. Die Leber hält eine wichtige Funktion im Körper inne, die Planung. Wenn also etwas nicht nach Plan verläuft, zum Beispiel wenn eine Frau schwanger werden will, muss man sich um die Leber kümmern. Die Leber ist das planende Organ für sämtliche Körperfunktionen, während die Gallenblase die ›Entscheidungsträgerin‹ ist.

Das Element Holz, das sich in uns ausdrückt, ist mit einem Baum zu vergleichen. Wir brauchen genügend Flexibilität, um nicht im Sturm der Veränderungen zu zerbrechen, und genug Struktur, um nicht umgeblasen zu werden. Die Stärke der Anpassungsfähigkeit ist daher eng mit diesem Element verknüpft. Wenn jemand ein Problem mit seiner Struktur und Flexibilität hat – wie zum Beispiel bei Arthritis – wird das als ein Ungleichgewicht im Element Holz angesehen. Auch bevorzugen Menschen mit einem unausgewogenen Element Holz häufig die Farbe Grün. Jedes Element hat außerdem eine Körperöffnung und ein Sinnesorgan, die ihm zugeordnet sind. Für Holz sind das die Augen.

Wie ich in Kapitel 4 erwähnt habe, hat jedes Organ eine zweistündige Phase, in der seine Energie äußerst konzentriert ist. Bei der Gallenblase liegt dieser Zeitraum zwischen 11 Uhr nachts und 1 Uhr morgens. Auf die Phase der Gallenblase folgt der Zeitraum der Leber, der zwischen 1 und 3 Uhr morgens liegt. In der modernen Gesellschaft haben viele Leute Probleme mit der Galle, wenn sie am Abend eine fettreiche Mahlzeit essen. Nach dem Einschlafen kann es gut sein, dass sie vor Mitternacht mit Gallenschmerzen aufwachen. Häufig dauern die Schmerzen durch die Phasen der Gallenblase und die der Leber hindurch an und vergehen erst nach 3 Uhr morgens. Es passiert auch sehr oft, dass jemand, der eine schwierige Entscheidung zu treffen hat, bis nach ein Uhr nachts hellwach ist und nicht einschlafen kann, da alle Entscheidungen mit der Gallenblase zu tun haben. Bei Menschen, deren Gallenblase entfernt wurde, kann die Frage, wie gut sie im Treffen von Entscheidungen sind, sehr interessante Antworten zutage bringen. Zum Glück ist die Gallenblase selbst bei Leuten, bei denen sie herausoperiert wurde, energetisch immer noch vorhanden und ihre Meridiane funktionieren noch. So kann eine Heilung immer noch erfolgen.

All diese unterschiedlichen Faktoren bedeuten, dass ein Individuum ein Ungleichgewicht im Holz-Element haben könnte, wenn es ein Problem mit den Augen, der Körperstruktur oder der Leber und/oder Gallenblase hat, wenn es jede Nacht zwischen 23 Uhr und 3 Uhr aufwacht, wenn es zu Wut neigt oder den Frühling als eine anstrengende Jahreszeit empfindet.

Bei diesem Ungleichgewicht würde man – wie bei jeder Unausgewogenheit in einem der fünf Elemente – die Manifestierung der Krankheit durch das Erwachen der Zellen behandeln, und die Wiederherstellung des Gleichgewichts in diesem Element würde durch einen Akupunkteur erfolgen.

Feuer

Seit jeher nährt Holz Feuer. Das nächste Element im Fünf-Elementen-Zyklus ist also das Feuer. Die Jahreszeit des Elements Feuer ist der Frühsommer, wenn Kraft und Stärke der Sonne zunehmen. Die Emotion des Feuers ist Freude oder Freudlosigkeit. Das bedeutet, jemand, der übermäßig glücklich oder extrem traurig ist, hätte ein Ungleichgewicht in diesem Element. Die Farben, die mit Feuer assoziiert werden, sind Rot und Grau, da Letzteres ein Mangel an der Farbe Rot ist. Die Körperöffnung des Feuers sind die Ohren und sein Sinnesorgan ist die Zunge.

Es gibt vier Organe, die mit dem Element Feuer verbunden werden: das Herz, der Dünndarm, das Pericardium und der dreifache Erwärmer. Die beiden letzten Organe haben in der westlichen Physiologie keine Äquivalente. Das Herz wird als ›höchste Regierung‹ angesehen, während der Dünndarm der ›große Trennende‹ des Reinen vom Unreinen auf allen Ebenen unseres Seins ist.

Es gibt zwei Tageszeiten, die mit dem Feuer verbunden sind. Die Phase der starken Energie liegt beim Herzen zwischen 11 Uhr vormittags und

13 Uhr. Auf sie folgt die Zeitspanne des Dünndarms, die zwischen 13 und 15 Uhr liegt. Die Phase des Pericardiums ist von 19 bis 21 Uhr, während die des dreifachen Erwärmers von 21 bis 23 Uhr andauert.

Leuten, die jeden Abend ausgehen und feiern, statt den natürlichen Tag-/Nacht-Zyklus einzuhalten und zu schlafen, wird nachgesagt, in ihrem dreifachen Erwärmer ein Ungleichgewicht im Element des Feuers zu haben. Der dreifache Erwärmer hält das Gleichgewicht der Temperatur im ganzen Körper aufrecht. Wenn Sie die Hand zuerst auf Ihren Unterleib (unter dem Bauchnabel), dann auf den mittleren Teil Ihres Körpers (zwischen Nabel und Brustbein) und anschließend auf den Oberkörper (oberhalb des Brustbeins) legen, sollte sich die Temperatur gleich anfühlen. Menschen mit einem unausgewogenen dreifachen Erwärmer stellen oft einen deutlichen Unterschied zwischen den Temperaturen dieser drei Bereiche fest.

Erde

Wenn ein Feuer brennt, produziert es Asche, was zu Erde wird. Das nächste Element im Zyklus ist also Erde. Erde passt zur Zeit des Spätsommers, wenn alle Früchte reifen. Ihre Farbe ist gelb und ihre Emotion ist Mitgefühl. Die damit assoziierte Körperöffnung ist der Mund. Sie hat noch einen weiteren wichtigen Bezug und der ist zur mütterlichen Energie. Das bedeutet unsere Verbundenheit zur Mutter Erde sowie zu unserer leiblichen Mutter. Auch ist sie mit unserer eigenen Mütterlichkeit verbunden, unabhängig davon, ob wir männlich oder weiblich sind. Damit ist die Fähigkeit gemeint, für uns selbst und andere zu sorgen.

Die Organe des Elements Erde sind Magen und Milz.

Die Tageszeit des Magens dauert von 7 bis 9 Uhr morgens an; auf sie folgt die Energiephase der Milz von 9 bis 11 Uhr vormittags.

Es ist ein östlicher Brauch, mit dem Frühstück die größte Tagesmahlzeit einzunehmen, da es zum Zeitpunkt der starken Magenenergie stattfindet. Abends und vor allem nach Einbruch der Dunkelheit eine große Mahlzeit zu essen, stresst den Magen zu einem Zeitpunkt, an dem er nicht auf seiner Höhe ist. Wenn der Magen ein üppiges Mahl nicht verdauen kann, neigt die Nahrung dazu, im Magen zu bleiben und kann dadurch Probleme wie Sodbrennen und den Rückfluss von Magensäure hervorrufen.

Metall

Die Erde ist die Quelle von Spurenelementen und Eisenerzen. Das nächste Element ist daher das Metall, das mit dem Herbst in Zusammenhang gebracht wird. Seine Farbe ist weiß, seine Emotion ist Trauer. Es ist nicht nur die Trauer um das, was gewesen ist, sondern auch um das, was hätte sein können. Die Organe des Metalls sind Dickdarm, Haut, Lunge und Psyche. Die Kraft der ›suchenden Perfektion‹ steckt in diesem Element. Ein weiterer Bezug besteht zur Energie der Vaterschaft. Diese umfasst den Standpunkt zur eigenen Spiritualität (dem ›himmlischen Vater‹) und zum eigenen irdischen Vater. Sie wird auch mit der Fähigkeit assoziiert, väterlich – egal ob als Mann oder Frau – zu sein.

Haut und Psyche arbeiten ständig; sie haben daher keine eigene starke Energiephase, doch der Höhepunkt der Lungenkapazität besteht von 3 bis 5 Uhr frühmorgens, und die Energiezeit des Dickdarms ist von 5 bis 7 Uhr morgens. Das heißt, wenn jemand häufig um 3 Uhr nachts aufwacht und vor 5 Uhr nicht wieder einschlafen kann, besteht eine Verbindung zur Energie der Lunge. Körperöffnung und Sinnesorgan des Elements Metall sind die Nase.

Wasser

Im alten China wurden Spiegel aus Metall hergestellt und wenn ein Metallspiegel über Nacht im Freien gelassen wurde, zog er Tautropfen an seine Oberfläche an. Das letzte Element in unserem Zyklus ist daher das Wasser. Der Winter ist die Jahreszeit des Elements Wasser und als Farben sind ihm blau und schwarz zugeordnet. Seine Emotion ist die Angst und seine Organe sind Nieren und Blase. Als Körperöffnung sind Metall der Anus und die Harnröhre zugeordnet und sein Sinnesorgan sind die Ohren. Die Energiezeit der Blase ist von 15 bis 17 Uhr und die Phase der Nieren dauert von 17 bis 19 Uhr.

Holz ist für sein Wachstum von Wasser abhängig. Das Element Wasser schenkt dem Element Holz also das Leben. Damit schließt der Tages-Zyklus der fünf Elemente und der Jahreszyklus der fünf Elemente ab.

Es gibt noch viele andere Bezüge zu den fünf Elementen, wie z.B. unterschiedliche Stimmklänge, verschiedene Traumeigenschaften und bevorzugte Lebensmittel.

Wie die Elemente aus dem Gleichgewicht geraten können

Wir wollen uns nun einer theoretischen Fallstudie zuwenden, um die fünf Elemente in Aktion zu sehen.

Stellen Sie sich einen weiblichen Säugling vor, der per Kaiserschnitt auf die Welt kommt. Die Leber der Mutter plante eine normale Geburt und die Entscheidung, zu welchem Zeitpunkt die Geburt eingeleitet werden sollte, wäre die Verantwortung der Gallenblase gewesen. Ein Kaiserschnitt überspringt diese natürlichen Prozesse. Das könnte bedeuten, dass das Mädchen mit einem Ungleichgewicht im Element Holz (dem Element von Leber und Gallenblase) geboren wird, das ihr von der Mutter weitergegeben wurde.

Wenn das Baby auf die in unserer Gesellschaft übliche Weise geimpft wird, könnte sie in ihren ersten beiden Lebensjahren 32 verschiedene Impfstoffe erhalten. Wenn man ein neues Leben den Schwingungen von 32 verschiedenen Krankheiten aussetzt, muss das zu Stress führen, und da Stress Austrocknung verursacht, gerät dadurch auch das Element Wasser aus dem Gleichgewicht.

Jetzt stellen wir uns vor, dieses Kind wird beim Heranwachsen in der Schule gemobbt. Das bewirkt nicht nur weiteren Stress und Austrocknung, sondern auch einen Mangel an Lebensfreude, was wiederum das Element Feuer ins Spiel bringt.

Vielleicht erreicht die Austrocknung am Anfang des Erwachsenenlebens ein Ausmaß, bei dem es die Funktion des Dickdarms beeinträchtigt. Dadurch wird Verstopfung zu einem Teil des Krankheitsbildes der jungen Frau, was sich wiederum auf das Element Metall auswirkt. Stellen wir uns nun vor, ihr Vater stirbt. Das Element Metall ist nicht nur mit dem Dickdarm verbunden, sondern auch mit der Trauer und der väterlichen Energie. Der Verlust des Vaters birgt das Potenzial, eine Vertiefung des Ungleichgewichts im Metall hervorzurufen.

Wenn unsere junge Frau Anfang 30 wird, könnte sie im Herbst eine Kolitis-Attacke erleben. Wenn man die fünf Elemente kennt, überrascht das nicht, da das Element Metall mit dem Dickdarm und der Herbstzeit in Verbindung gebracht wird. Wenn ich die Krankheitsgeschichte eines Patienten mit Darmproblemen studiere, beobachte ich öfter, dass der erste

Kolikanfall kurz nach der Herbst-Tagundnachtgleiche stattfand. In unserer fiktiven Fallstudie wird die Kolitis mit Medikamenten unterdrückt. Das drückt die Krankheit noch tiefer in das Element Metall, was bei der Frau als Bronchitis zum Ausdruck kommt, wenn sie in ihren Vierzigern ist. Auch das wird mit Medikamenten unterdrückt, wodurch die Elemente Metall und Wasser noch tiefer aus dem Gleichgewicht geraten.

Wenn die Frau in die Wechseljahre – eine Phase starker Änderungen – kommt, verursacht der Stress der Wechseljahrsymptome bei ihr ein so hohes Level an Dehydrierung, dass Hypertonie entsteht. Hypertonie ist mit den Nieren und dem Wasserelement verbunden. Wenn Medikamente eingenommen werden, verstärken sie die Austrocknung noch mehr.

Das nächste Symptom, das sich herausbildet, sind Unterleibsschmerzen, wenn sie nach einem späten Abendessen zu Bett geht. Auch finden sich Gallensteine. Hier zeigt sich wieder das Element Holz.

Wenn die Frau in ihren Sechzigern ist, zeigt sich Arthritis verbunden mit Schmerzen und steifen Gliedern. Das ist eine Mischung aus den noch stärkeren Ungleichgewichten der Elemente Holz und Wasser. Wenn die Frau Ende sechzig wird, ist die Ebene der Austrocknung und der Ungleichgewichte so tief, dass ihr Körper die wichtigsten Organe nicht länger verteidigen kann und sie einen Herzinfarkt erleidet. Wieder einmal zeigt sich das Element Feuer.

Wenn wir uns ansehen, welche Nahrungsmittel die Frau in ihren verschiedenen Lebensphasen bevorzugt hat, lässt sich höchstwahrscheinlich ein Bezug zu der Unausgewogenheit der Elemente zu diesem späten Zeitpunkt erkennen. An den realen Krankheitsgeschichten, die wir später untersuchen werden (siehe Anhang I), werden wir deutlicher sehen, wie die Fünf-Elemente-Philosophie ein besseres Verständnis für die Entwicklung von Krankheiten eines Individuums ermöglicht.

Die Vorbelastungen durch die Vorfahren beachten

Im Element Metall findet sich ein Muster des Ungleichgewichts, das mir in meiner Praxis immer wieder und wieder begegnet ist. Ich nenne dieses Muster den ›tuberkulösen Fleck‹. In den vielen Jahren, seit denen ich Patienten behandle und unterrichte, habe ich festgestellt, dass zwischen dem, was in Büchern geschrieben wird, und dem, was ich in meiner klinischen Praxis tatsächlich vorfinde, ein starker Widerspruch besteht. Zum Beispiel schreiben viele Autoren, die essentielle Fettsäure Omega 3 hätte erstaunliche Heileigenschaften für zahlreiche Krankheiten wie Diabetes 2 und bipolare Störung. Ich habe jedoch Menschen kennen- gelernt, die Omega 3 ohne irgendwelche positiven Effekte genommen haben. Mir wurde schon vor Jahren klar, dass der Grund dafür die Bedingungen im Teströhrchen sein müssen. Ich fing an, ein Muster zu erkennen. Wenn gewisse Dinge in der Familie eines Patienten in jeder Generation aufs Neue eingetreten sind, sind die Bedingungen im Teströhrchen des Betroffenen nicht länger günstig, um Öle wie Omega 3 wirksam zu nutzen. Zwar bin auch ich davon überzeugt, dass Omega 3 potentiell ein Leben verändern kann, aber nur, wenn die Bedingungen im Teströhrchen günstig sind.

Was also ist der ›tuberkulöse Fleck‹? Er ist eine energetische Blaupause, die von einer Generation zur nächsten weitergereicht wird. Wenn in einer Gruppe von Menschen zum Beispiel mangelhafte Ernährung aufgetreten ist, die Gesundheitsstörungen verursacht hat, haben Veränderungen in ihrem Körper stattgefunden. Wenn die Personen dann Kinder bekommen, werden diese Veränderungen über diese energetische Blaupause auf die nächste Generation übertragen. Und wenn diese körperlichen Schwächen von dieser Generation nicht aufgehoben werden, wird die Blaupause immer weiter vererbt. Das erklärt, warum so viele Leute, die mich konsultieren, so tiefe Krankheitsgeschichten haben. Diese tieferen Vorgeschichten manifestieren sich als unsere genetischen Vorbelastungen. Obwohl wir heute länger leben, gibt es viel mehr chronische Erkrankungen wie zum Beispiel ME, Autismus, Multiple Sklerose und eine Vielzahl an Darmkrankheiten, die viele Leiden mit sich bringen.

Wenn wir uns beispielsweise die Westküste Irlands während der Kartoffelhungersnot anschauen, stellen wir fest, dass ein großer Teil der hungernden Bevölkerung an Tuberkulose (TB) erkrankte. Heutzutage weisen die Menschen, die in dieser Gegend leben, einen extrem hohen Prozentsatz an Zöliakie auf. Wenn die Krankheit nicht richtig behandelt wird, kann sie zu Schizophrenie führen. Mir ist jedoch klar, dass es für einen Menschen, der gesund geboren wurde, unmöglich ist, innerhalb von nur einer Generation an Schizophrenie zu erkranken. Zur Entwicklung von Schizophrenie bedarf es eines vorausgehenden Musters, und ein Teil dieses Musters ist häufig die Erkrankung an TB in der vorhergehenden Generation.

Welches Ungleichgewicht entsteht denn durch TB? Tuberkulose ist die Manifestierung der Unfähigkeit, Kalzium an seinem korrekten Platz im Körper zu speichern. In Kapitel 2 wird geschildert, wie wichtig Kalzium für den Tag-/Nacht-Zyklus ist. Wenn die nächtliche Reinigung nicht abgeschlossen wird, bleiben Natrium und Kalzium in der Zelle, während sie außerhalb der Zelle sein sollten. Hier befinden sich Natrium und Kalzium also am falschen Platz. Die Verschiebung von Kalzium innerhalb des Körpers ist zwar das Ergebnis von Austrocknung, doch es ist auch mit Unausgewogenheiten im Blutzucker verbunden, weil die Energielevels in dem Augenblick sinken, in dem sich das Kalzium an falscher Stelle befindet. Die Verschiebung von Kalzium kann von einer Generation zur nächsten immer stärker werden. Was in einer Generation mit der Unfähigkeit begann, die Zellen zu reinigen, führt in der darauf folgenden Generation zu einem noch weniger ausgewogenen Zustand. Während die Generationen heranwachsen, findet eine Veränderung in der Flüssigkeitszufuhr, den pH-Werten, der Körpertemperatur und der Lichtverwertung statt, und es besteht eine wachsende Unfähigkeit, Kalzium an seiner korrekten Stelle im Körper zu halten.

Das erste Merkmal einer Krankheitsgeschichte, das ich mir ansehe, sind Anzeichen für diesen tuberkulösen Fleck. Bei der Mehrheit der tiefen Krankheitsbilder wie zum Beispiel ME, Unfruchtbarkeit, Morbus Crohn und Schizophrenie findet sich das Merkmal von Tuberkulose, nämlich die Unfähigkeit, Kalzium richtig zu platzieren, in den vorangegangenen Generationen. Tatsächlich wissen die Betroffenen meist selbst, dass TB bei ihren Vorfahren vorkam.

Wie ich herausgefunden habe, sind Völker aus bestimmten Erdteilen besonders anfällig für diesen Fleck, vor allem Menschen keltischer oder jüdischer Abstammung. Doch jedes Urvolk, das freiwillig oder erzwungenermaßen in ein Gebiet ausgewandert ist, in dem es das richtige Gleichgewicht essentieller Fettsäuren nicht länger aufrechterhalten kann, ist dafür besonders anfällig. Ich habe das besonders an Menschen aus Orten wie Glasgow und Liverpool in England beobachtet, deren Vorfahren früher in den Küstenregionen Irlands lebten und eine fischhaltige Ernährung hatten. Sobald die Menschen ins Binnenland übersiedelten und aufhörten, Fisch zu essen, erlitten sie einen Mangel an essentiellen Fettsäuren.

Wenn der tuberkulöse Fleck auf der Blaupause eines Individuums vorhanden ist, werden dadurch bestimmte Vorgänge im Körper wie zum Beispiel die richtige Verwertung von Ölen beeinträchtigt. In meiner klinischen Praxis habe ich auch festgestellt, dass es umso mehr Veränderungen in der Kieferstruktur gibt, je stärker der tuberkulöse Fleck in einer Familie ist. Während der Schwangerschaft sollten die beiden Seiten des Kiefers ziemlich früh aufeinander treffen und sich nach unten drücken, um einen normal breiten Biss zwischen den Zähnen zu bilden. Wenn der tuberkulöse Fleck vorhanden ist, kommen die beiden Kieferseiten erst spät zusammen. Das bewirkt eine engere Kieferform, die die Zähne einengt. Im Extremfall führt das sogar zur Bildung eines gespaltenen Gaumens und einer Hasenscharte.

So deutlich wie diese Verformungen im Kiefer sind auch Veränderungen in der Form des Hinterkopfes, die ich wiederholt bei Menschen angetroffen habe, die an ME erkrankt sind. Ein hoher Gaumen und hinten ein schlechter Biss bei Säuglingen bewirken häufig Probleme bei der Entwöhnung, die durch Störungen des Schluckreflexes verursacht werden.

Dr. Weston Price führte Anfang des letzten Jahrhunderts wertvolle Studien durch. Er untersuchte Eingeborene rund um die Welt, um die Auswirkungen einer Ernährungsumstellung auf raffinierten Zucker, Mehl und andere verarbeitete Lebensmittel auf ihre Gesundheit zu erforschen. Die Menschen, die er untersuchte, waren es gewöhnt, regelmäßig Fleisch oder Fisch zu essen. Wenn Menschen Tierprodukte verzehren, hat das Tier das übergeordnete Omega 3 und Omega 6 schon in DHA und Arachidonsäure zerlegt. Menschen, deren Ernährung auf Tierprodukten basiert, brauchen die Fähigkeit, übergeordnetes Omega 3 und 6 zu zerlegen, nicht.

Immer wenn Weston Price zu einem Patienten gerufen wurde, der im Sterben lag, tröpfelte er dem Kranken geschmolzene Butter und Lebertran in den Mund, woraufhin der Sterbende ohne Ausnahme wieder zu Kräften kam. Die Butter musste aus Milch hergestellt sein, die im Frühjahr oder Herbst gemolken worden war, da sich die Kuh zu diesen Zeitpunkten von frischem, saftigen Gras ernähren konnte. Frisches Gras ist reich an übergeordnetem Omega 6, was der Körper der Kuh in Arachidonsäure umwandelt. Was Weston Price also im Grunde tat, war, seinen Patienten umgewandeltes Omega 3 (aus dem Lebertran) und umgewandeltes Omega 6 (aus der Butter) einzuflößen. Aus Kapitel 3 wissen wir, dass der Körper übergeordnetes Omega 3 und Omega 6 zerlegt, indem extra Kohlenstoffdoppelverbindungen eingebracht werden. Das geschieht mithilfe eines Enzyms, das Delta-6-Desaturase oder D6D genannt wird. Dieses Enzym muss im Körper vorhanden sein, damit wir übergeordnetes Omega 3 und 6 zerlegen können.

Wie Weston Price herausfand, entwickelten die Menschen, die an Tierprodukte gewöhnt waren, Gesundheitsprobleme, und ihre Nachkommen wiesen Kiefermissbildungen auf, wenn sie zur westlichen Ernährung aus verarbeiteten Lebensmitteln und Ölen überwechselten. Anscheinend war ihr Körper so an die Zuführung von Omega 3 und Omega 6 in zerlegter Form aus der tierischen Nahrung gewöhnt, dass er kein D6D produzierte. Wenn sie dann ihre traditionelle Ernährung einstellten, mangelte es ihnen an essentiellen Fettsäuren, obwohl ihre Nahrung meist genügend übergeordnetes Omega 3 und Omega 6 enthielt.

Wie ich aus meiner eigenen Erfahrung weiß, müssen nicht nur pH-Werte und Körpertemperatur stimmen, damit der Körper D6D produzieren kann, sondern er braucht dazu auch eine ausreichende Zufuhr an Magnesium, Zink, Omega 3, Omega 6 und den Vitaminen B3, B6, C und E. Sie sind genau das, was nötig ist, um Prostaglandine herzustellen, wie aus Kapitel 3 hervorgeht. Jeder von uns braucht für die optimale Verwertung von Ölen also die richtigen Bedingungen in seinem Teströhrchen und die richtige Nahrung.

Wenn wir noch einmal zu den Bewohnern der Westküste Irlands zurückkehren, so hätten diese gewöhnlich Fisch und Butter verzehrt und dadurch eine ausreichende Zufuhr von essentiellen Fettsäuren in ihrer zerlegten Form bekommen. Doch da sie in der Hungerszeit wahrscheinlich kein D6D im Körper speichern konnten und auch nicht die richtigen Lebensmittel bekamen, um D6D zu produzieren, ist es nicht verwunderlich, dass ihre Gesundheit abnahm. Auch überrascht es kaum, dass die nächsten Generationen mit der Unfähigkeit, Öle zu verwerten, geboren wurden. Zöliakie – eine Krankheit, bei der Gluten in der Nahrung vom Körper nicht toleriert wird – lässt sich immer auf die ursprüngliche Unfähigkeit zurückführen, Öle wirksam zu zerlegen. Darüber hinaus mündet dieses Problem, wenn es nicht behandelt wird, nur zu oft in Schizophrenie. Das ist nicht verwunderlich, wenn man bedenkt, wie lebensnotwendig zerlegtes Omega 3 und 6 für das Gehirn und das zentrale Nervensystem sind. Das ist der Grund, weshalb bei manchen die Einnahme von Omega 3 eine dramatische Verbesserung der Gesundheit bewirkt, während es bei anderen keine Wirkung zeigt.

Depression und die Fähigkeit, Öle zu verwerten

In der chinesischen Medizin werden psychische Krankheiten mit dem Element Metall in Verbindung gebracht. Auch der tuberkulöse Fleck ist tatsächlich eng mit dem Element Metall verbunden. Das Metall-Element kontrolliert Haut, Darm, Lunge und Psyche. Die Lunge wird außerdem als Sitz der Depressionen angesehen. Auch besteht eine Verbindung zwischen Depression und unserer Fähigkeit, Licht zu verwerten. Wenn ein Mensch nun unfähig ist, D6D zu produzieren, wird er Öle nicht zerlegen können. Und wenn er Öle nicht zerlegen kann, ist er auch nicht in der Lage, Elektronenwolken um die Zellmembran zu bilden. Gleichermaßen kann ein Individuum die richtige Spannung um die Zellmembran nicht aufrechterhalten, wenn es das Kalzium nicht an seinem korrekten Platz halten kann. Vergessen Sie nicht, dass die Außenseite des Zellhäutchens eine starke positive Spannung haben muss, um die negativ geladenen Elektronen anzuziehen und so die Photonen aus Licht empfangen zu können. Es wird deutlich, wie wichtig es ist, diese Passage bei depressiven Menschen wieder durchlässig zu machen, vor allem, wenn man bedenkt, dass sie vielleicht schon vor drei oder mehr Generationen blockiert worden sein könnte.

Es ist sinnlos, Leuten mit Depressionen zu raten, sie sollen Öle einnehmen, wenn sie diese Öle nicht effektiv verarbeiten können. Dasselbe gilt für Menschen, die unter SAD (saisonal abhängiger Depression) leiden, denn diese Individuen brauchen nicht nur die Fähigkeit, Licht wirksamer zu verwerten, sondern müssen auch in der Lage sein, das Licht um jede Zelle herum speichern zu können.

Wenn wir uns die Psyche in Bezug auf dieses Wissen über Licht und Öle anschauen, können wir erkennen, dass viele psychische Störungen in der heutigen Gesellschaft in dieser Unfähigkeit wurzeln, Licht zu speichern und zu verwerten. Das schließt nicht nur psychische Krankheiten, sondern auch Suchtprobleme und zerstörerische Denkweisen mit ein. Schließlich braucht das Gehirn die vier doppelten Kohlenstoffverbindungen von Arachidonsäure sowie die sechs doppelten Kohlenstoffverbindungen von DHA, um einwandfrei zu funktionieren.

Wie ich gemerkt habe, kann ein Körper, der Öle nicht verwerten kann, auch Zink nicht nutzen. Bei Suchtkranken und zwanghaften Menschen besteht immer ein Ungleichgewicht des Zink-/Kupferverhältnisses im Körper mit einem Übergewicht an Kupfer. Doch auch hier lässt sich diese Unausgewogenheit nicht beseitigen, bevor man zuerst die Verwertung von Ölen hergestellt hat. Das bedeutet, man muss sicherstellen, dass der Betreffende D6D produzieren kann.

Arachidonsäure wird nicht nur vom Gehirn genutzt, sondern ist auch ein wichtiger Bestandteil einer der Hauptgruppen von Prostaglandinen, nämlich Prostaglandin 1. Es gehört zu den wichtigsten Funktionen dieser bestimmten Gewebehormone, Kalzium an der richtigen Stelle im Körper zu speichern. So hat alles mit unserer Fähigkeit zu tun, Öle richtig zu verwerten. Wenn Kalzium sich nicht an seinem richtigen Platz befindet, ist der Blutzucker nicht stabil, und dann hat der Mensch nicht die Energie, die er zur Heilung braucht.

Wenn Sie die frühere Behandlung von TB betrachten, werden Sie feststellen, dass die beste Heilmethode ein Aufenthalt hoch oben in den Bergen war, wo die Luft und das Licht ganz rein sind.

Der Fehler von Pasteur/Béchamp

Sehr viele unserer modernen chronischen Erkrankungen hängen mit dem tuberkulösen Aspekt zusammen, denn wenn wir Öle nicht effektiv zerlegen können, wirkt sich das negativ auf unser zentrales Nervensystem, endokrines System und sämtliche Körperzellen aus.

Man ahnt, dass die moderne medizinische Vorstellung, wir würden uns Krankheiten durch Bakterien und Viren einfangen, grundsätzlich fehlerhaft ist. Die Idee, wir seien für Angriffe von Mikroben anfällig, wurde von Louis Pasteur in die Welt gesetzt. Er sagte, Krankheiten würden durch Eindringlinge außerhalb des Körpers entstehen. Diese Eindringlinge wurden Bakterien genannt und aus dieser Theorie entstand die Vorstellung, eine Krankheit zu heilen würde nur bedeuten, die Bakterien zu töten. Als Fleming Penicillin entdeckte, wurde es als das Ende aller Krankheiten gefeiert. Seitdem wurden immer mehr Antibiotika entwickelt, um diese Eindringlinge abzutöten. Doch das Problem an der Sache ist, dass Antibiotika neue und immer komplexere Krankheiten hervorgebracht haben, statt sie auszulöschen. Bakterielle Aktivitäten finden außerhalb der Zelle statt, und wie wir erfahren haben, sind sie Teil der Methode des Körpers, Toxizität loszuwerden. Wenn Sie diesen Prozess anhalten, muss die Krankheit tiefer gehen, und deswegen finden wir heute so viel mehr Virusaktivität in den Zellen.

Wie können in einem Bus voller Passagiere, die alle vielen verschiedenen Bakterien in der Luft und auf den Sitzen ausgesetzt sind, trotzdem nur wenige oder gar keine eine Entzündung bekommen? Die einzige logische Schlussfolgerung ist: Die Dinge, die im Körper eines Individuums ablaufen, diktieren, ob sich eine Krankheit manifestiert oder nicht. Das wurde einem Mann namens Antoine Béchamp zur selben Zeit klar, als Pasteur seine Theorie verbreitete. Béchamp versuchte zwar, seine eigene Sicht mit der Welt zu teilen, doch unglücklicherweise hatten sich Pasteurs Vorstellungen (die er selbst auf dem Sterbebett verworfen hat) schon durchgesetzt.

Leider hält die westliche Medizin noch heute an dem Glauben fest, Krankheit würde durch das Eindringen von Krankheitserregern entstehen, obwohl sich so viele chronische Krankheiten nicht mit den Aktivitäten von Mikroben in Verbindung bringen lassen. Es ist sogar höchst fraglich, ob das AIDS-Syndrom durch eine Invasion von außen verursacht wird, vor allem, wenn man bedenkt, dass der HIV-Virus noch nie wirklich isoliert werden konnte. Dr. Douglas Lewis, ein Mitarbeiter des Pasteur Institute in Seattle, USA, hat viel mit AIDS-Patienten gearbeitet. Wie er festgestellt hat, kann sich AIDS nur in einem Menschen manifestieren, der eine niedrigere als die normale Körpertemperatur hat. Wieder einmal sind es in Wirklichkeit die Bedingungen im Teströhrchen, die man berücksichtigen muss. Bei meiner eigenen Arbeit habe ich herausgefunden, dass eine durchgängige Nebenwirkung von Antibiotika eine gesenkte Körpertemperatur ist. Als wichtigen Teil von Douglas Lewis' effektiver AIDS-Behandlungsmethode wärmt er seine Patienten zweimal in der Woche auf, um ein Fieber herbeizuführen.

Die anerkannte Theorie über AIDS ist, dass es durch einen Virus verursacht wird. Selbst wenn das stimmt, müssen wir uns fragen, ob der Betroffene sich den Virus eingefangen hat, ob der Virus schon in der Zelle vorhanden war und nur unter den günstigen Bedingungen aktiv wurde, oder ob er durch die Bedingungen in der Zelle entstanden ist. Pasteurs Theorien geben auf diese Fragen keine Antworten. Vielleicht können tiefere Einblicke in Béchamps Forschungen uns ein klareres Bild verschaffen.

Wie Béchamp sagte, entstehen alle Manifestierungen von Krankheit aufgrund dessen, was im Körper einer Person vorgeht und nicht durch äußere Einflüsse. Das macht sehr viel Sinn, wenn man an die Leute im Bus denkt, die scheinbar infektiösen Pathogenen ausgesetzt sind. Wenn jemand im Bus eine Infektion entwickelt, muss man danach fragen, an was es ihm gemangelt hat, um diese Krankheit zu bekommen?

Wie Béchamp herausfand, gibt es im Körper Mikroorganismen, die er Mikrozyme nannte. Sie verändern abhängig von ihrer Umgebung die Form. Es ist die Körperumgebung, die die Form und den Zweck ihrer Aktivitäten diktiert. Einfacher ausgedrückt: Wenn die Umgebung außerhalb der Zelle gereinigt werden muss, finden sich bakterielle Aktivitäten. Wenn dieser natürliche Prozess jedoch durch allopathische Mittel wie zum Beispiel Antibiotika gestoppt wird, gräbt sich die Toxizität tiefer in die Zelle ein. Um die Umgebung innerhalb der Zelle zu reinigen, finden nun Virusaktivitäten in der Zelle statt. Virusaktivitäten entstehen, um eine Veränderung zu bewirken; sie werden durch die Zelle verursacht, damit eine Entgiftung stattfinden kann. Doch diese Situation ergibt sich nur, wenn die toxische Last im Körper zu stark wird, um bakterielle Aktivitäten zu ermöglichen.

Verbindungen zu finden ist einer der aufregendsten Aspekte meiner Arbeit. Die meisten Menschen würden Darmprobleme zwar nicht mit psychischen Krankheiten in Verbindung bringen, doch wenn man versteht, wie die fünf Elemente wirken, und dieses Wissen mit den Arbeiten von Antoine Béchamp und Constantine Hering in Bezug setzt, wird die Verbindung klar und höchst bedeutsam. Und wenn man einem Patienten ein klares Bild zeichnen kann, wie seine Krankheit entstanden ist und gedeihen konnte, erkennt er sofort seinen Weg zurück zum Wohlbefinden.

Durch das Verständnis darüber, wie alles in unserem erstaunlichen Universum miteinander verbunden ist, können wir die Verbindung zu unserer inneren Weisheit wiederherstellen. Wenn wir mit der Natur zusammenarbeiten, zeigt sie uns einen deutlichen Weg zu Wohlbefinden und Gesundheit. Das bedeutet, so natürlich wie nur möglich zu essen und zu leben und zu allen universalen Rhythmen zu tanzen. Wenn wir das schaffen, werden wir echte Schöpfer unserer eigenen Realität mit einem tiefen inneren Wissen, wer wir sind und warum wir hier sind.

Der nächste Teil des Buches zeigt auf, wie Sie diese Informationen auf sanfte Weise selbst anwenden können. Auch werden Sie erfahren, wie Sie in den natürlichen Tanz des Lebens hineinpassen und Ihren Frieden mit ihm schließen.

TEIL II

Im Rhythmus der Natur tanzen

7
Kraft aus seiner eigenen Geschichte schöpfen

Alles ist im Universum miteinander verbunden. Nichts geschieht isoliert und nichts passiert zufällig. Wenn Sie verstehen, wie der Körper funktioniert und auf die natürlichen Rhythmen des Universums reagiert, staunen Sie über seine erstaunliche Integrität. Symptome werden zu Anzeichen einer Entwicklung und eines umkehrbaren Musters, statt zu einzelnen Ereignissen und zufälliger Sabotage. Jeder von uns ist ein einzigartiges und wunderbares Individuum, und wir alle haben eine eigene Geschichte. Selbst zwei Menschen mit der gleichen Krankheit entwickeln sie auf ganz unterschiedlichen Wegen.

Für die meisten Ärzte und Heilpraktiker ist die Aufzeichnung einer Krankheitsgeschichte ein Mittel, die Geschichte eines Menschen zu verstehen. Doch wenn jemand seine eigene Geschichte nicht versteht, wird er nicht zur wahren Gesundheit finden. Wenn eine Krankheitsgeschichte jedoch richtig aufgezeichnet wird und danach die in Teil I diskutierten Grundsätze auf sie angewendet werden, ergeben viele Bezüge einen Sinn. Wenn das geschieht, fängt der Patient an zu erkennen, wie sein jetziger Gesundheitszustand ins Gesamtbild hineinpasst.

Wenn Sie Ihre eigene Geschichte kennen, löst sich das Geheimnis einer Krankheit auf – und damit auch die Angst vor späteren Gesundheitsstörungen. Wenn Sie begriffen haben, dass Ihr Körper immer Ihr Freund ist und dass er Sie durch Ihre Gefühle hindurch führt, werden Sie alles haben, was Sie für eine vollkommene Gesundheit brauchen. Erinnern Sie sich daran: Der Körper arbeitet nie gegen Sie und tut jederzeit und immer alles für Sie, was in seiner Macht steht.

Heilung bedeutet die Herstellung von Freiheit und Bewegung. Das einzige, was Bewegung hemmt, ist die Angst. Was immer Angst auflöst, fördert also die Heilung. Dinge, die Ihnen gut tun, lösen Angst auf, und Dinge, die Ihnen nicht gut tun, fördern Angst. Wenn Sie also auf Ihr Gespür vertrauen und nur das tun, was sich gut anfühlt, werden Sie einen sanften Weg zurück zur Gesundheit und Verbundenheit gehen. Sie sind der einzige Mensch, der Sie heilen kann, weil Sie der einzige Mensch sind, der weiß, wer Sie wirklich sind.

Zur Entdeckung Ihrer eigenen Geschichte ist das Hier und Jetzt ein guter Punkt, an dem man ansetzen kann. Wir beginnen die Krankheitsgeschichte daher mit Fragen über die Gegenwart. Wir werden eine Reise von oben nach unten durch den Körper machen und dabei untersuchen, wie sich die verschiedenen Körperteile anfühlen. Dann werden wir uns Ihr Leben chronologisch von der Geburt bis heute ansehen. Als Nächstes werden wir die Geschichte vertiefen, indem wir uns die Gesundheit Ihrer Eltern und Großeltern sowie die anderer wichtiger Verwandter näher anschauen. Und schließlich werden wir uns Ihrer Ernährung widmen. Dies wird Ihnen eine Menge an Informationen geben, von denen Sie einige vielleicht schon vergessen hatten. Sobald Sie Ihre eigene Krankheitsgeschichte kennen, wenden wir unsere Grundsätze darauf an, und Sie werden anfangen können, Ihre Geschichte in das Gesamtbild einzufügen.

Für diese Übung brauchen Sie einen Stift, mehrere Blatt Papier und eine ungestörte Stunde Zeit. Vielleicht wollen Sie in dieser Zeit sogar Ihr Telefon stumm schalten. Lassen Sie uns nun Ihre Geschichte aufdecken.

Ihre Krankheitsgeschichte

Was zeigt sich in Ihrer Geschichte jetzt?

Schreiben Sie jeden Aspekt Ihres Lebens auf, der Ihnen zurzeit Sorgen macht. Das könnten Gesundheitsprobleme oder auch Bereiche Ihres Lebens sein, in denen Sie sich unglücklich oder gefangen fühlen.

Schreiben Sie auch auf, wie Ihr Leben aussehen sollte. Wie würden Sie sich gern fühlen? In welchem Tätigkeitsbereich würden Sie gern arbeiten? Welche Art von Beziehung würde Ihnen gefallen? Wenn wir glücklich, gesund und frei sein wollen, müssen wir uns trauen, davon zu träumen und dann auf diesen Traum zugehen. Beim Erwachen der Zellen geht es darum, zu dem Teil Ihrer selbst Verbindung aufzunehmen, der weiß, wie Sie Ihren Lebenstraum umsetzen können.

Eine Reise durch den Körper von oben bis unten

Das höhere Selbst

- Auf welchen Ebenen der Motivierung und Kreativität stehen Sie?

Das muss nicht unbedingt heißen, dass Sie ein Künstler sind oder irgendeine andere Art von Kreativität ausleben. Es geht hier vielmehr um Ihre Fähigkeit, kreativ zu denken und motiviert zu handeln. Wenn das höhere Selbst mitwirkt, findet unsere Kreativität Lösungen auf all unsere Probleme und wir haben die Motivierung und Entschlossenheit, unsere Träume umzusetzen. Diese beiden Schlüsselaspekte sind häufig das Erste, was abnimmt, wenn jemand von Gesundheit zu Krankheit übergeht.

Die geistige/emotionale Ebene

- Haben Sie irgendein geistiges oder emotionales Problem?

Hier wird gefragt, ob Sie hauptsächlich glücklich oder traurig sind. Werden Sie häufig von Ängsten oder Sorgen geplagt? Sind Sie manchmal wütend, schuldbewusst oder gestresst? Wie leicht fällt es Ihnen, von schlechter Laune in gute Laune überzuwechseln? Haben Sie Schwierigkeiten, die Vergangenheit loszulassen?

Die Energielevels

- Wie hoch sind Ihr Energielevels?

Sie können Ihre Energielevels beurteilen, indem Sie sie an denen anderer oder daran messen, wie Sie sich früher gefühlt haben. Notieren Sie alle Schwankungen Ihrer Energiekurve, die im Laufe des Tages spürbar werden. Verringert sich Ihre Energie zu irgendeinem Zeitpunkt? Haben Sie je nach Jahreszeit mehr oder weniger Energie?

Konzentration und Gedächtnis

- Können Sie sich gut konzentrieren?
- Wie gut sind Ihr Langzeitgedächtnis und Ihr Kurzzeitgedächtnis?

Diese Frage hat mit Ihrem Gehirn und zentralen Nervensystem zu tun und weist darauf hin, wie viel Licht Sie speichern.

Schlaf

- Fühlen Sie sich nach dem Schlaf erfrischt?
- Fällt es Ihnen schwer einzuschlafen?
- Gibt es Muster des Aufwachens und Einschlafens?
- Wachen Sie zu bestimmten Zeiten während der Nacht auf?
- Wie oft wachen Sie auf, um zur Toilette zu gehen?
- Ist Ihr Schlaf rastlos?
- Wird Ihr Schlaf vom Mond (vor allem vom Vollmond) beeinflusst?

Haar und Kopfhaut

- Haben Sie trockenes oder fettiges Haar?
- Haben Sie brüchiges Haar oder Haarausfall?
- Weist Ihre Haarstruktur irgendwelche Veränderungen auf?
- Ist Ihre Kopfhaut schuppig oder juckt sie?

Haut und Nägel

- Ist Ihre Haut trocken oder fettig?
- Leiden Sie unter Hautausschlägen oder Hautunreinheiten?
- Juckt Ihre Haut?
- Ist Ihre Haut besonders empfindlich?
- Sind Ihre Nägel weich, ausgetrocknet oder ungleichmäßig?
- Wachsen Ihre Nägel schnell?
- Brechen Ihre Nägel leicht ab?

Kopfschmerzen

Falls Sie unter Kopfschmerzen leiden:

- Wie häufig?
- Wann treten sie am ehesten auf (z.B. beim Aufwachen, vor dem Computer)?
- Wo im Kopf ist der Schmerz lokalisiert?
- Werden Ihre Kopfschmerzen von Übelkeit oder Erbrechen (vor allem bei Migräne) begleitet?
- Spüren Sie noch andere Symptome (z.B. kein Harnlassen vor dem Einsetzen eines Migräneanfalls möglich)?

Sinusprobleme/Stirnhöhlen-/Nasennebenhöhlen

- Haben Sie Sinusbeschwerden, die möglicherweise saisonal sind (wie zum Beispiel Heuschnupfen)?
- Leiden Sie als Folge von Sinusbeschwerden unter postnasalem Nasenlaufen?
- Spüren Sie in den Nasennebenhöhlen Druck?
- Leiden Sie unter Verstopfungen, die Ihre Ohren beeinträchtigen oder Kopfschmerzen verursachen?
- Schnarchen Sie?

Augen

- Haben Sie Sehprobleme?
- Leiden Sie unter Augenentzündungen?

Hals, Nase, Ohren

- Haben Sie interne oder externe Ohrenentzündungen?
- Leiden Sie unter Tinnitus?
- Gibt es etwas, das die Qualität des Hörens beeinträchtigt?
- Bildet sich in Ihren Ohren übermäßig viel Ohrwachs?

- Haben Sie nasale Beschwerden durch physikalische Hindernisse (Polypen, Missbildungen)?
- Haben Sie oft Erkältungen oder Schnupfen?
- Leiden Sie häufig unter Halsschmerzen? Wenn ja: Durch was werden sie hervorgerufen (z.B. könnten Sie alle drei Wochen – oder wenn Sie besonders müde oder gestresst sind – Halsschmerzen bekommen)?
- Schwellen Ihre Drüsen bei Halsschmerzen an?

Mund und Zähne

- Leiden Sie unter Entzündungen in der Mundhöhle (z.B. Geschwüre oder Herpes-Bläschen)?
- Haben Sie Zahnfleischentzündungen oder Zahnfleischbeschwerden?
- Haben Ihre Zähne zu wenig Platz?
- Haben Sie einen besonders hohen Gaumen oder Probleme mit dem Biss?
- Haben Sie Zahnfüllungen? Wenn ja: Haben Sie eine Mischung aus Metallen (wie Gold und Amalgam) im Mund?
- Haben Sie Zahnersatz?
- Haben Sie Wurzelkanalfüllungen?

Lunge

- Bekommen Sie Lungenentzündungen?
- Haben Sie Atembeschwerden?
- Atmen Sie tief oder leicht?
- Treiben Sie regelmäßig Sport?
- Wirft Ihre Lunge regelmäßig Schleim aus?

Verdauung, Magen und Oberbauch

- Leiden Sie unter Magenbeschwerden oder Phasen der Übelkeit und/oder des Erbrechens?
- Rülpsen Sie oder haben Sie Magensäurereflux? Wenn ja: Durch was wird dies beeinflusst?
- Verdauen Sie schnell oder langsam?
- Haben Sie Blähungen (vor allem nach dem Essen oder am Ende des Tages)?

Stuhlgang

- Wie oft haben Sie Stuhlgang?
- Fühlt Ihr Darm sich hinterher völlig geleert an?
- Haben Sie beim Stuhlgang Schmerzen?
- Enthält Ihr Stuhl Schleim oder Blut? Wenn ja: Welche Farbe?
- Welche Form hat Ihr Stuhl? Schwimmt oder sinkt er? Ist er lose oder kompakt?
- Leiden Sie unter Durchfall oder Verstopfung?

Harnlassen

- Welches Muster hat Ihr Harnlassen und wie häufig urinieren Sie (tagsüber und nachts)?
- Haben Sie Beschwerden beim Harnlassen oder halten Sie Urin zurück?
- Ist Ihr Harn sauer oder brennt er beim Harnlassen?
- Leiden Sie unter Zysten oder Nierenentzündung?
- Leiden Sie unter Inkontinenz?
- Welche Farbe und welchen Geruch hat Ihr Harn?
- Enthält Ihr Harn Schleim oder Blut?

Menstruation (falls zutreffend)

- Bekommen Sie regelmäßig die Periode und wie lang ist der Zyklus?
- Sind Ihre Perioden stark, schmerzhaft oder ist das Blut geronnen?
- Wie viele Tage dauert Ihre Periode an?
- Leiden Sie unter PMS? Wenn ja: Mit welchen Symptomen (z.B. Schmerzen, Blähungen oder Depressionen) ist das verbunden und wie lange halten sie an?

Glieder- und Muskelschmerzen

- Beschreiben Sie jeden Schmerz im Detail.
- Wo sitzen die Schmerzen?
- Seit wann sind sie vorhanden?
- Was verringert oder verstärkt sie?
- Ist der Schmerz beständig oder phasenweise?
- Haben Sie Schwellungen?
- Beeinträchtigen die Schmerzen Sie in Ihren Aktivitäten?

Ein chronologischer Überblick über Ihr Lebensbild

Zurück zur Geburt

- Wie alt war Ihre Mutter bei Ihrer Geburt?
- Welche Stellung nehmen Sie in Ihrer Familie in Bezug auf weitere Geschwister ein? Welche Altersunterschiede gibt es zwischen Ihnen und Ihren Geschwistern?
- Hatte Ihre Mutter Fehlgeburten oder Schwangerschaftsabbrüche, vor allem bevor sie mit Ihnen schwanger wurde?
- Hatte Ihre Mutter Schwierigkeiten, schwanger zu werden?
- Wie war der Gesundheitszustand Ihrer Mutter während der Schwangerschaft?

- Wie verlief Ihre Geburt? War es eine natürliche Geburt, ein Kaiserschnitt oder eine Zangengeburt?
- Dauerte die Schwangerschaft die vollen neun Monate? Falls Sie eine Frühgeburt waren: Lagen Sie für eine gewisse Zeit in einem Brutkasten?
- Was haben Sie bei der Geburt gewogen?
- Wurden Sie gestillt oder mit dem Fläschchen ernährt?
- Falls Sie mit dem Fläschchen ernährt wurden: Gab es Komplikationen aufgrund von Allergien?

Kleinkindphase (bis zu zwei Jahren)

- Wurden Sie als Kleinkind geimpft?
- Wie war Ihre Gesundheit während der ersten beiden Lebensjahre? Gab es Gesundheitsstörungen in Bezug auf das Wachstum, die Ernährung, die Haut oder Hals-Nasen-Ohren?
- Hatten Sie einen gesunden Schlaf?
- Hatten Sie irgendwelche Operationen?
- Aus was bestand Ihre Ernährung in der Babyzeit?
- Hatten Sie in der Kleinkindphase Entwicklungsstörungen (z.B. Verzögerung beim Sprechenlernen, Laufenlernen, Topfgehen, der Spielfähigkeit)?
- Hatten Sie Schwierigkeiten mit dem Zahnen oder Entwöhnen?
- Hatten Sie irgendwelche Unfälle?

Kindheit (drei Jahre bis Teenalter)

- Bekamen Sie in dieser Zeit Impfungen?
- Welche Krankheiten durchliefen Sie (z.B. Masern, Windpocken, Mumps)?
- Wie war Ihr genereller Gesundheitszustand (z.B. Haut, Stuhlgang, Appetit)?
- Hatten Sie einen gesunden Schlaf?

- Hatten Sie irgendwelche Operationen?
- Aus was bestand Ihre Ernährung?
- Zeigten Sie Lern- oder Verhaltensstörungen (z.B. Legasthenie, Störverhalten oder die Unfähigkeit, still zu sitzen, zuzuhören oder sich zu konzentrieren)?
- Waren Sie farbenblind?
- Zeigten Sie in irgendeiner Weise autistisches Verhalten?
- Hatten Sie irgendwelche Unfälle?

Teenalter

- Bekamen Sie Impfungen (insbesondere gegen TB)?
- Wann setzte bei Ihnen die Pubertät ein (unter Beachtung der zeitlichen Nähe zu einer TB-Impfung)?
- Litten Sie unter irgendwelchen Krankheiten und wie wurden diese behandelt (z.B. Drüsenfieber, Akne, Asthma)?
- Hatten Sie irgendwelche Operationen?
- Hatten Sie Essstörungen?
- Wiesen Sie irgendwelche Verhaltens- oder Lernstörungen auf (z.B. Depressionen, vor allem bei Angst vor Prüfungen)?
- Entwickelten Sie Suchtverhalten (z.B. übermäßiges Rauchen, Trinken, Essen oder Partydrogen)?
- Gab es bestimmte Probleme, die mit der Pubertät in Zusammenhang standen (z.B. bei Jungen: unentwickelte Hoden; bei Frauen: keine Periode)?
- Wenn Sie weiblich sind: Benutzten Sie eine Form von Empfängnisverhütung?
- Hatten Sie Schlafstörungen oder generelle Funktionsstörungen?
- Wie sah Ihre Ernährung aus?
- Hatten Sie irgendwelche Unfälle?

Die einzelnen Jahrzehnte bis heute

- Hatten Sie Impfungen (z.B. vor Auslandsreisen oder wegen Ihrer beruflichen Tätigkeit) und zeigte Ihr Körper irgendwelche Reaktionen darauf?
- Hatten Sie irgendwelche Krankheiten? Wenn ja: Wie wurden sie behandelt und welchen Effekt hatte die Behandlung?
- Hatten Sie irgendwelche Operationen?
- Wenn Sie weiblich sind: Verwendeten Sie eine Form von Empfängnisverhütung?
- Zeigten Sie Suchtverhalten oder gab es geistige oder psychische Probleme?
- Durchliefen Sie anhaltende Stressphasen?
- Wenn Sie weiblich sind: Hatten Sie Schwangerschaften? Wenn ja: Wie verliefen sie?
- Wenn Sie weiblich sind: Hatten Sie Schwangerschaftsabbrüche oder Fehlgeburten?
- Hatten Sie irgendwelche Unfälle?
- Wie sah Ihre Ernährung aus?

Das Familienmuster

Der Gesundheitszustand der Eltern

- Wann wurden Ihre Eltern geboren?
- Unter welchen Krankheiten litten Ihre Eltern? Wie wurden die Krankheiten behandelt?
- Wenn Ihre Eltern verstorben sind: Was war die Todesursache des jeweiligen Elternteils und in welchem Alter starb er?
- Notieren Sie alles Weitere, was für Ihre Vorgeschichte relevant sein könnte.

Der Gesundheitszustand der Großeltern

- Wo wurden Ihre Großeltern väterlicherseits und mütterlicherseits geboren?
- Unter welchen Krankheiten litten Ihre Großeltern?
- Wie wurden diese behandelt?
- Falls Ihre Großeltern verstorben sind: Was war die jeweilige Todesursache und in welchem Alter starb jeder von ihnen?
- Notieren Sie alles Weitere, was für Ihre Vorgeschichte relevant sein könnte.

Die Kinder

- Notieren Sie alle Krankheiten oder sonstigen Informationen, die relevant sein könnten.

Andere Verwandte (falls relevant)

- Wo wurden sie geboren?
- Unter welchen Krankheiten litten/leiden sie? Wie wurden diese behandelt?
- Falls sie verstorben sind: Was war die jeweilige Todesursache und in welchem Alter verstarben sie?

Ernährung

- Wie sieht Ihre Ernährung an einem typischen Tag aus (Essen und Trinken)?
- Wie viel Alkohol, Tee oder Kaffee trinken Sie?
- Rauchen Sie? Wenn ja: wie viel?
- Nehmen Sie Partydrogen, Nahrungsergänzungsmittel oder verschriebene Medikamente?

Notieren Sie alle sonstigen relevanten Informationen.

Wie Sie Ihre Vorgeschichte interpretieren

Um gesund und stark zu sein, müssen wir mit allen entfaltenden Energien in unserem Universum verbunden sein. Wenn wir in einer sehr abgespaltenen Welt leben, wird es äußerst schwierig, die Lösungen für unsere Probleme zu finden. Stellen Sie sich zum Beispiel einen Menschen vor, der alle drei Monate Halsschmerzen bekommt. Wenn er das von allem anderen abtrennt, was in seinem Gesundheitsbild vorgeht, wird es sehr schwer für ihn werden zu verstehen, warum ihm das passiert, und etwas dagegen zu tun. Alles läuft in einem Muster ab und nichts geschieht isoliert, auch wenn Symptome nur zu oft ohne jeden Bezug zu dem gesehen werden, was sich in der Vergangenheit abgespielt hat. Wenn Sie nicht überlegen, wie und warum sich ein Symptom umgesetzt hat, und wenn Sie es nicht mit allen anderen Entwicklungen in Ihrem Leben in Verbindung bringen, wird sich die Vergangenheit wiederholen. Und mit jeder Wiederholung wird sich die Krankheit vertiefen. Allein zu versuchen, Symptome loszuwerden, bedeutet, sich noch weiter von dem abzuspalten, der wir wirklich sind.

Vergessen Sie nicht: Der Körper arbeitet nie gegen uns, sondern besitzt vollkommene Integrität. Daher gibt er zu jedem Zeitpunkt sein Bestes für uns und versucht ständig, wieder ins Gleichgewicht zu kommen. Seine Anpassungen dienen dazu, uns am Leben zu erhalten, auch wenn wir sie als Verschlechterungen ansehen. Wenn wir verstehen, wie und warum sich unser Körper angepasst hat, können wir unsere Lebensweise so verändern, dass solche körperlichen Anpassungen überflüssig werden. Sobald der Körper sich nicht länger anpassen muss – beispielsweise an Dehydrierung – wird er seinen Austrocknungsalarm abschalten. Als Resultat wird jede Zelle heller strahlen.

Ein wesentlicher Sinn, die Zusammenhänge Ihrer Geschichte zu erkennen, ist die Stärkung der persönlichen Kontrolle und die Verringerung der Angst. Wir alle müssen den Zustand überwinden, in dem wir uns befinden, um den einfachsten und schnellsten Weg zu erkennen, wie wir eine neue und bessere Situation schaffen können. Dazu brauchen wir jedoch auch die Kraft und Motivation, diesen Weg zu beschreiten.

Interpretationsschlüssel

Das Höhere Selbst	Wie gut ist unsere Verbindung zu unserem ganzen Potenzial?
Die psychische/emotionale Ebene	Depressionen gehen häufig mit der Austrocknung des Gehirns und der Unfähigkeit, Licht in den Elektronenwolken zu speichern, einher. Die unterschiedlichen psychischen Störungen sind mit den bestimmten Organen verbunden, die sich auf die fünf Elemente beziehen, z.B. Wut = die Leber; Trauer = die Lunge.
Energielevels	Sie bieten ein klares Bild über die Beschaffenheit des Blutzuckers. Energietiefs zu bestimmten Zeiten deuten auf spezifische Organe hin (siehe die Zeiten der Organe in Bezug auf die fünf Elemente.)
Konzentration und Gedächtnis	Beides ist mit dem zentralen Nervensystem verbunden, das ein starkes Bedürfnis nach konstantem Blutzucker und doppelten Kohlenstoffverbindungen von essentiellen Fettsäuren zur Nutzung des Lichts hat.
Schlaf	Siehe das Muster des Aufwachens zu bestimmten Zeiten oder der Störungen zu bestimmten Zeiten, die mit den Organzeiten verbunden sind, z.B. das regelmäßige Aufwachen zwischen 3 und 5 Uhr nachts bedeutet, dass die Lunge sich meldet.
Haare und Kopfhaut, Haut und Nägel	Die Haare sind ein deutlicher Hinweis auf die Nierenfunktion und die Austrocknungslevels sowie auf die Schilddrüsenfunktion.
Kopfschmerzen	Die Stellen im Kopf, an denen sie auftauchen, weisen auf verschiedene Akupunktur-Meridiane hin, die mit bestimmten Organen verbunden sind, z.B. die Augenwinkel (neben der Nase) = der Blasenmeridian. Die Tageszeiten der Kopfschmerzen lassen sich wiederum mit den Energiezeiten der Organe in Verbindung bringen und deuten darauf hin, welche Organe geschwächt sind.
Nasennebenhöhlen	Die Sinusse sind der äußere Teil der Lungenverbindung zur Nase und weisen darauf hin, woran gearbeitet werden muss. Die Sinusse werden oft mit Depressionen in Verbindung gebracht, während die Lunge der Sitz der Depressionen ist.
Augen	Die Augen sind die Öffnungen der Leber; alle Symptome können andeuten, dass eine Behandlung der Leber notwendig ist. Auch weisen sie häufig auf eine Verschiebung von Flüssigkeiten hin: trockene Augen = übermäßige Flüssigkeit an anderer Stelle.

Ohren	Ohrprobleme zeigen sich oft bei Kindern. Auch sie können eine äußere Manifestierung dafür sein, dass Flüssigkeitszufuhr sichergestellt und Nieren versorgt werden müssen.
Nase	Die Nase ist ein äußerer Indikator für die Lunge und deutet auf verdickte Lymphdrüsen hin, wenn sie Probleme mit schleimiger Verstopfung aufweist.
Hals	Der Hals verrät sehr schnell jede Form von Austrocknung, vor allem bei Jugendlichen. Die Trockenheit verursacht eine Stockung der Lymphfunktion, und das Lymphgewebe der Mandeln wie auch die Lymphknoten reagieren darauf. Der Hals kann ein deutliches Barometer der Gesundheit sein.
Mundhöhle und Zähne	Jeder Zahn ist mit einem anderen Meridian verbunden und spiegelt daher den Zustand des Organs, das von diesem Meridian versorgt wird.
Lunge	Die Lunge wird mit dem Aufnehmen von Chi in Verbindung gebracht und gilt als Sitz der Depressionen. Die Ebenen des Atmens haben außerdem mit der Kontrolle der körperlichen pH-Werte zu tun.
Verdauung, Magen und Oberbauch	Diese Bereiche sind mit Versorgung, der Mutter und Mutter Erde verbunden (wie im Fünf-Elemente-System dargestellt).
Darm	Der große Zeiger der Flüssigkeitslevels und deshalb damit verbunden, wie gut Haut, Lunge und Verstand funktionieren.
Harnlassung	Die veränderten pH-Werte des Körpers zeigen sich in den Gewohnheiten der Harnlassung. Auch lässt sich die Flüssigkeitszufuhr anhand der Harnlassungsmuster bestimmen. Das Element Wasser ist eng mit den Angstlevels verbunden und daher ist auch beides mit dem zentralen Nervensystem verlinkt.
Menstruation	Mit der Leberfunktion verbunden, da das planende Organ des Körpers über ihre Regelmäßigkeit entscheidet. Wenn die Leber überladen ist, beeinflusst sie auch die Menstruation. Sie kann die Periode übermäßig stark machen oder auch (Faser-)geschwülste/ Fibroide verursachen (die manchmal eine zweite Leber genannt werden).
Muskel- und Gelenkschmerzen	Das Problem lässt sich durch eine Überprüfung der zuständigen Meridiane und damit die Organverbindung lokalisieren. Arthritisartige Schmerzen haben immer mit Holz und Wasser, Leber und Nieren zu tun.

Das Einzige, was uns davon abhalten kann, irgendetwas zu tun – und dazu zählt auch das Gesünder-werden – ist die Angst. Wenn wir die verschiedenen Elemente unserer eigenen Geschichte miteinander verbinden, wenn wir anfangen zu begreifen, *wie* und *warum* unser Körper Anpassungen vorgenommen hat, nimmt die Angst automatisch ab. Menschen, die ernsthaft krank sind, neigen dazu, in einem Kokon der Angst gefangen zu werden. Dann fällt es ihnen sehr schwer, die Antworten zu finden, die sie zur Befreiung aus diesem Zustand brauchen. Häufig können sie nur einen Strom an negativen Erfahrungen erkennen. Doch wenn wir uns vergangene Ereignisse mit dem Willen ansehen, ihre Bezüge zu erkennen und zu verstehen, nimmt die Geschichte eine Wende.

Wir verbinden die Dinge, indem wir sämtliche in Teil I beschriebenen Grundsätze auf unsere eigene Geschichte anwenden und spüren, welche von ihnen zu dem passt, was wir heute sehen. Jedes Mal, wenn eine neue Verbindung stattfindet, vertieft sich das Verständnis und verringert sich die Angst. Dadurch kommen alle Ebenen in Bewegung.

Nichts geschieht zufällig. Wir hören zwar, wie jemand ›plötzlich‹ erkrankt, doch das ist eigentlich unmöglich. Wie schon erwähnt, weiß ein guter Arzt der chinesischen traditionellen Medizin, dass Krankheit schon zwei Jahre vor ihrer körperlichen Manifestierung energetisch wahrgenommen werden kann. Wenn der Betroffene sich der Festsetzung der Krankheit nähert, weist sein Körper viele Anzeichen auf. Zum Beispiel ändern sich seine Stimmung und Gefühle, der Körpergeruch und die Charakteristiken seiner Stimme. Jedes dieser Anzeichen ist von Bedeutung. Alles, was geschieht, ist Teil einer Geschichte, die miteinander verbunden ist. Wenn wir die richtigen Fragen stellen, können wir anfangen, unseren eigenen einzigartigen Teil dieser Geschichte zu verstehen und das größere Gesamtbild zu erkennen. Am Ende der Interpretation sollte eine deutliche Verlagerung des Energiekörpers zu erkennen sein, auf die der physikalische Körper reagieren wird. Es wird eine Anhebung der Schwingungen und damit neue Chancen auf Veränderung geben.

Wenn wir uns verschiedene Grundsätze ansehen, die auf unsere Vorgeschichte bezogen sind, müssen wir sie chronologisch anwenden, damit wir die Entwicklung unserer Geschichte erkennen können. Wir wollen uns daher jetzt diese Grundsätze einzeln vornehmen, um zu sehen, wie sie in Ihre eigene Geschichte hineinpassen.

1. Der Austrocknungsalarm

Der erste Grundsatz ist der Austrocknungsalarm. Wenn der Körper austrocknet, fängt er an, als Schutzmechanismus Zellveränderungen vorzunehmen. Welche Symptome in unserer Geschichte bemerken wir wahrscheinlich als Anzeichen für Austrocknung?

Das Erste, was bei der Austrocknung passiert, ist die Abtrennung von den höheren Aspekten unseres Selbst. Diese kann sich in Form von Ziellosigkeit im Leben, der Unfähigkeit, einer wiederholt stressigen Situation zu entfliehen, oder dem Verlust von Kreativität und Motivierung äußern. Für manche kann das bedeuten, tagsüber zwar genügend Energie für die Arbeit zu haben, doch abends so müde und unmotiviert zu sein, dass sie sich auf dem Heimweg ein Fertiggericht holen und den Abend vor dem Fernseher verbringen. Wenn so etwas eintritt, bedeutet das immer, dass Austrocknung vorhanden ist, was wiederum immer die Abspaltung von unseren höheren Aspekten und damit von unserem Potenzial bedeutet.

2. Die natürlichen Rhythmen

Der zweite Grundsatz befasst sich mit unserer Verbundenheit mit den natürlichen Rhythmen des Universums. Unser Körper arbeitet hart, um die starke Energie der Frühlings- und Herbst-Tagundnachtgleichen voll und ganz auszuschöpfen, um sich von Toxizität zu reinigen. Menschen, die ihre Giftstoffe bei der Tagundnachtgleiche nicht loswerden, sind jedoch nicht selten, und das schlägt sich in einer akuten Krankheit nieder. Geringfügige Symptome können in den vorausgehenden Monaten oder sogar Jahren auftreten, doch während der Tagundnachtgleiche können ernste Krankheiten entstehen.

Auch wenn die Tagundnachtgleichen Zeitpunkte potentieller Heilung durch das Ausscheiden eines hohen Maßes an Giftstoffen sein können, sind sie auch potentielle Zeiten, in denen der Körper überwältigt werden kann und dann nicht in der Lage ist, die Geschichte in eine positive Richtung zu lenken. Das kann sich in der Unfähigkeit ausdrücken, eine akute Krankheit völlig auszukurieren. Dann ziehen sich Symptome noch wochen- oder monatelang hin.

Wir können uns auch den Vollmond und Neumond ansehen und bei Frauen untersuchen, wie sich dieser Kreislauf auf ihren Menstruationszyklus auswirkt. Das Bewusstsein, dass wir alle mit der Mondenergie tanzen, schenkt große Erleichterung und Sicherheit. Das Wissen, dass die Vollmondphase eine Herausforderung darstellen kann, bedeutet, dass man sich keine Sorgen zu machen braucht, wenn man sich in dieser Phase nicht ausgeglichen fühlt, da man sein inneres Gleichgewicht wieder zurückgewinnen wird, sobald der Mond wieder abnimmt. Es ist viel einfacher, eine schwierige Situation locker zu ertragen, wenn man weiß, wann sie vorbei gehen wird.

Wenn wir lernen, unseren Tanz mit dem Mond wahrzunehmen, können wir diese schwierigen Zeitpunkte akkurat vorhersehen und uns rechtzeitig in Energie und Lebensstil anpassen, um auf die Herausforderung vorbereitet zu sein, statt uns von ihr gestresst zu fühlen. Beachten Sie außerdem, dass der Mond sich jeden zweiten Tag auf einen anderen Körperteil konzentriert.

Wenn Sie anfangen, sich mit den natürlichen Rhythmen zu verbinden, ist es möglicherweise eine Erhellung zu erkennen, inwiefern sie eine Erklärung für Ihre Geschichte sind.

3. Die fünf Elemente

Das Fünf-Elemente-System ist eine wunderbare Methode, sich die Bezüge anzusehen. Die Jahreszeiten, Organe und Emotionen sind alle miteinander verbunden. Daher können wir anfangen, die natürlichen Rhythmen mit der Weise, wie wir funktionieren und uns fühlen, in Bezug zu setzen.

Die Herbst-Tagundnachtgleiche fällt in die Zeit des Elements Metall, die auch mit der Haut, dem Dickdarm, der Lunge und Psyche verbunden ist. Sehr häufig kommen Leute direkt nach der Herbst-Tagundnachtgleiche in meine Praxis und klagen über eine ernsthafte Unausgewogenheit im Darm wie zum Beispiel akutem Morbus Crohn, Kolitis oder gereiztem Stuhlgang. Davor können auch kleinere Symptome wie eine gelegentliche Verstopfung aufgetreten sein, doch eine handfeste Krankheit tritt sehr oft erst nach der Herbst-Tagundnachtgleiche auf.

In welcher Jahreszeit fühlen Sie sich am wohlsten und welche strengt Sie am meisten an? Diese Zeiten verraten Ihnen, welche Ihrer Organe am stärksten und welche am schwächsten sind. Sie sagen Ihnen auch etwas über Ihre Gefühle und warum Sie so empfinden. Die fünf Elemente haben beinahe keine Grenzen in den Bezügen, die sie uns aufzeigen können.

4. Das Heringsche Gesetz der Heilung

Das Heringsche Gesetz zu kennen und anzuwenden ist eine wunderbare Methode, um zu erkennen, ob eine Krankheit unterdrückt oder aufgelöst worden ist. Beachten Sie, das Heringsche Gesetz besagt, dass ›Krankheit den Körper von oben nach unten, von innen nach außen, von den wichtigeren Organen zu den weniger wichtigen Organen und in umgekehrter Reihenfolge von der, in der sich die Krankheit manifestiert hat, verlässt‹. Wenn jemand, der wegen Asthma behandelt wird, plötzlich an Energie verliert und depressiv wird, ist klar, dass sich seine Krankheitsgeschichte vertieft hat. Also muss die Behandlung die Krankheit unterdrückt haben. Wenn er jedoch unerwartet einen Juckreiz auf der Haut entwickelt, der wieder verschwindet, weiß man, dass er in die richtige Richtung geht, weil die Haut ein weitaus weniger wichtiges Organ ist als die Lunge.

Sie können das Heringsche Gesetz auf alle Krankheitssymptome anwenden und deutlich erkennen, in welche Richtung Sie gehen – ob in Richtung Gesundheit oder weg von ihr.

5. Akute und chronische Episoden

Es ist immer ratsam, auf die akuten *und* die chronischen Episoden in Ihrer Geschichte zu achten. Jeder wird mit einer gewissen Menge an Toxizität geboren, die er von seinen Eltern geerbt hat. Während der Kindheit und in den Teens bringt der Körper akute Episoden hervor, um diese Giftstoffe auszuscheiden. Sie tauchen häufig um die Zeit der Tagundnachtgleiche auf. Wenn akute Krankheiten richtig behandelt werden, können sie der Schlüssel zu verstecktem Potenzial sein, doch wenn sie unterdrückt werden, können sie das Potential noch weiter verringern.

Bei ganz tiefen Krankheitsgeschichten wie beispielsweise ME lässt sich häufig ein Zeitpunkt erkennen, an dem akute Krankheiten vermehrt auftraten, während der Körper versucht hat, Toxizität loszuwerden. Doch weil der Körper zu erschöpft wurde, um die notwendige Energie für einen akuten Krankheitsschub aufzubringen, hörten diese akuten Krankheiten auf. Der Betroffene schien wieder gesund zu sein und Husten, Erkältungen und die Grippe wurden vage Erinnerungen, doch im Grunde bedeutete dies, dass die chronische Last des Körpers sich vermehrt hatte und die Krankheit sich tiefer eingegraben hatte.

6. Körpertemperatur

Wenn jemand toxischer wird, sinkt damit auch immer die Körpertemperatur. Auch die Verabreichung von Antibiotika verursacht einen Wärmeverlust im Körper. Eine niedrigere Körpertemperatur bedeutet, dass die Energie, die gebraucht wird, um die Temperatur auf das Maß eines starken Fiebers aufzuheizen, zu stark ist. Der Betroffene wird dadurch weniger fähig, akute Krankheiten zu entwickeln. Bei ganz tiefen Krankheitsgeschichten wie ME oder AIDS ist die Körpertemperatur immer niedriger als normal. Das Sinken der Körpertemperatur ist auch nach der Verabreichung von zahlreichen Impfungen nicht ungewöhnlich. Zum Glück haben wir jedoch Anwendungen, mit denen sich die Körpertemperatur erhöhen lässt und die Wärme erzeugt, die der Körper zur Verbrennung von Toxizität benötigt.

7. Die pH-Werte des Körpers

Veränderungen in den pH-Werten lassen sich gewöhnlich ziemlich leicht erkennen. Sie zeigen sich häufig in Form von Glieder- oder Kopfschmerzen. Beides ist ein Hinweis darauf, dass die pH-Werte des Körpers gefallen sind. Meist geschieht das aufgrund eines Mangels an basenhaltiger Nahrung oder alkalisierender (entspannender) Aktivitäten, aber der Zustand kann genauso gut durch zu viele ›saure‹ Gedanken entstehen. Unsere Gefühle und Gedanken üben einen sehr starken Einfluss auf den Körper aus. Je genervter wir sind, umso mehr trocknen wir aus und umso übersäuerter ist unser Körper.

8. Der Blutzucker

Die Höhe des Blutzuckers hängt untrennbar mit den Energielevels zusammen. Jeder Energieverlust bedeutet daher, dass die Blutzuckerwerte instabil geworden sind. Sie sollten sich vergegenwärtigen, dass sich niedrige Blutzuckerwerte als Unfähigkeit, die korrekten Kalziumwerte im Blut aufrecht zu erhalten, beschreiben lässt. Das bezieht sich wieder auf unseren Tag-/Nacht-Austausch. Wenn wir ausgetrocknet sind, bildet die Zellmembran eine Schicht aus Cholesterin, die den vollständigen nächtlichen Fluss von Natrium und Kalzium aus der Zelle verhindert. Dieser Zustand wirkt sich nicht nur auf die Kalziumwerte im Blut aus, sondern hat auch eine verheerende Wirkung auf alle anderen Faktoren in unserem Teströhrchen.

Eine gesenkte Körpertemperatur, niedrigere pH-Werte, die Unfähigkeit, akute Krankheiten zu entwickeln, ein stressiger Lebensstil und schlechte Ernährung sind alles Faktoren, die die Blutzuckerwerte beeinträchtigen. Situationen, in denen man sich mit Essen voll stopft oder tagsüber einen starken Energieabfall bei gleichzeitigem Hungergefühl hat, das sich nicht stillen lässt, sind Anzeichen von extremen Blutzuckerstörungen.

9. Der tuberkulöse Fleck

Der tuberkulöse Fleck lässt sich an Menschen erkennen, die erblich stark vorbelastet sind. Dieser Zustand beeinträchtigt bestimmte Durchgänge des Metabolismus wie zum Beispiel die Verarbeitung essentieller Fettsäuren. Es besteht ein starker Zusammenhang mit der Unfähigkeit, Kalzium an der richtigen Stelle zu halten, und bezieht sich daher wieder auf den Blutzucker. Am leichtesten lässt sich das erkennen, wenn ein oder mehrere Vorfahren Tuberkulose hatten, die nicht richtig behandelt wurde, und der Nachkomme die Unfähigkeit, die Kalziumwerte im Körper korrekt aufrecht zu erhalten, geerbt hat.

10. Pasteur/Béchamp

Die eigene Geschichte aus den gegensätzlichen Perspektiven von Pasteur und Béchamp zu betrachten, ist interessant. Nach Meinung von Pasteur entsteht Krankheit durch eine Invasion von außen und muss unterdrückt oder abgetötet werden. Seine Ansicht nimmt dem Individuum die Eigenverantwortung und überträgt sie auf Organisationen wie z.B. die medizinische und pharmazeutische Industrie. Es ist eine Sichtweise, die Opfer von Krankheiten schafft und keinerlei echte Heillösungen zu bieten hat. Béchamp hingegen erkannte, dass es die mitgebrachte Substanz und das Wesen eines jeden einzelnen sind, die über unsere Gesundheit bestimmen. Wenn Sie sich Ihre eigene Krankheitsgeschichte anschauen, können Sie erkennen, wie Ihre Geschichte durch die Anwendung von allopathischer Medizin immer tiefer und tiefer wird.

11. Licht und das endokrine System

Die Fähigkeit eines Lebewesens, Licht zu speichern und zu produzieren, spiegelt sich deutlich in der Funktion seines endokrinen Systems wider. Müdigkeit durch eine Unterfunktion der Nebennieren, PMS, Probleme mit dem Blutzucker, Immunschwäche und eine Schilddrüsenunterfunktion sind alles Anzeichen einer Schwäche in der Fähigkeit, Licht zu speichern.

Erinnern Sie sich an das Heringsche Gesetz, nach dem ein endokrines Ungleichgewicht von unten nach oben aufsteigt und bei den Nebennieren beginnt. Bei einem endokrinen Ungleichgewicht bis hinauf auf die hypophysäre Ebene wird der Betroffene sich meist extrem von seinem wahren Selbst abgeschnitten fühlen und im Dunkeln tappen, wie er Heilung erreichen kann. Wenn jemand in einer solchen Situation anfängt, die Verbindungen zu erkennen, bekommt er buchstäblich eine leuchtendere Ausstrahlung, weil sein Weg anfängt, sich zu erhellen.

12. »Mir geht es nicht mehr gut seit...«

Wenn Sie sich seit einem bestimmten Zeitpunkt nicht mehr wohl fühlen, ist dies oft der Hinweis auf einen Wechsel, der nicht wirklich abgeschlossen wurde und von großer Bedeutung ist. Wenn Sie zum Beispiel eine Halsentzündung hatten, die wiederholt mit Antibiotika unterdrückt wurde, und Sie sich nie mehr richtig davon erholt haben, ist das ein Anzeichen, dass die Auflösung der Toxizität im Hals und Lymphsystem nicht stattgefunden hat. Diese Auflösung muss sich irgendwann im Heilungsprozess entfalten.

13. Wesentliche Wechselphasen

Es gibt mehrere wesentliche Wechselphasen, die im Leben stattfinden. Wenn zu einem dieser Zeitpunkte starker Stress hinzukommt, kann sich das viele Jahre lang stark auswirken.

Die erste Wechselphase ist die Empfängnis, bei der das Ei an seinen rechten Platz wandert. Damit das geschieht, ist es notwendig, dass die elektrische Spannung in und um die Gebärmutter herum korrekt ist. Eine ektopische Schwangerschaft, bei der sich das Ei außerhalb der Gebärmutter entwickelt, entsteht durch die falsche Spannung in und um die Gebärmutter herum.

Die nächste Wechselphase ist die Geburt. Ein Säugling, der mit den Füßen zuerst aus dem Bauch der Mutter kommt, ist ein kleines Anzeichen für eine fehlerhafte Spannung in der Gebärmutter.

Es gibt drei wichtige Wechselphasen, die in den ersten beiden Lebensjahren stattfinden müssen. Solange sich der Embryo in der Gebärmutter befindet, dominiert im heranwachsenden Kind Natrium über Kalium. Das bleibt für die ersten sechs Monate nach der Geburt so, doch danach ist es für die Gesundheit des Babys wichtig, dass Kalium hinzukommt. Normalerweise fängt die Mutter nach ca. sechs Monaten an, ihrem Kind Gemüse und damit Kalium zu füttern. Wenn das Kind zwei Jahre alt ist, müssen die Kaliumwerte die Natriumwerte übersteigen. Bei Mädchen müssen diese Levels sogar noch etwas höher sein als bei Jungen. Das ist eine Wechselphase, die heutzutage immer weniger Kinder korrekt abschließen können, vor allem bei den hohen Natriumwerten, die sich in der modernen Ernährung finden.

Die zweite Wechselphase bezieht sich auf den Bedarf eines heranwachsenden Kindes an essentiellen Fettsäuren. Wenn ein Baby geboren wird, hat es einen porösen Dünndarm. Bei unserem Blick auf die fünf Elemente haben wir festgestellt, dass der Dünndarm als der ›große Trennende‹ des Reinen vom Unreinen angesehen wird. Im Alter von zwei Jahren sollte der Dünndarm nicht länger porös sein, doch die Fähigkeit des kindlichen Körpers, das zu erreichen, hängt vollkommen von den essentiellen Fettsäuren ab, die es in der Gebärmutter seiner Mutter und durch die Muttermilch bekommen hat. Wenn es der Mutter selbst stark an essentiellen Fettsäuren mangelt, kann der Dünndarm ihres Kindes über das Alter von zwei Jahren hinaus porös bleiben. Schuppenflechte und das Leaky Gut Syndrom sind beides Anzeichen für einen porösen Dünndarm.

Die dritte Wechselphase bezieht sich auf die Kupfer- und Zinkwerte im Körper des Säuglings. Am Ende der Schwangerschaft steigen die Kupferlevels drastisch, um die Geburtswehen zu ermöglichen. Wenn Kupfer dominiert, fallen die Zinkwerte dementsprechend. Dieser niedrige Zinklevel überträgt sich auf das Baby. Niedrige Zinkwerte können zahlreiche Gesundheitsprobleme bewirken; es ist daher für die Gesundheit des Säuglings unverzichtbar, dass sie nach der Geburt wieder steigen. Glücklicherweise sorgt die Natur auf wunderbare Weise vor, um diese Unausgewogenheit auszugleichen. Der Mutterkuchen ist sehr reichhaltig an Zink, und wenn eine Mutter ihren Mutterkuchen verzehrt, wird das Zink über die Erstmilch an das Baby weitergegeben, um das Gleichgewicht wiederherzustellen. Menschen sind die einzigen Säugetiere, die ihren Mutterkuchen nach der Geburt nicht verzehren, und dadurch wird ein wichtiger Wechsel gestört. Die Kupferwerte bleiben hoch und das ist mit Abhängigkeit verbunden. Das Kind findet hohe Kupferlevels in der Gebärmutter vor, weil es von seiner Mutter vollkommen abhängig ist, doch im Alter von zwei Jahren sollten die Zinkwerte gestiegen sein, damit das Kind allmählich seine Unabhängigkeit finden kann.

Die Pubertät ist eine weitere Wechselphase, die hohe Anforderungen an den Körper stellt. Die Produktion von Sexualhormonen in diesem Lebensabschnitt fordert dem Körper viel Zink ab. Wenn der Körper schon niedrige Zinklevels hat, wird Kupfer nun stark dominieren. Das setzt sich in der Pubertät in Abhängigkeit und Suchtverhalten um. Die Antibabypille erhöht die Kupferwerte noch mehr. Das kann das abhängige Verhalten noch verstärken, wenn die Pille schon bald nach Einsetzen der Pubertät zur Behandlung von Menstruationsbeschwerden verschrieben wird.

Bei Frauen bedeuten auch Schwangerschaften, Geburten und die Wechseljahre wichtige Wechselphasen, die alle mit der klugen Anwendung des Wissens um die Bezüge gelenkt werden müssen.

Unsere letzte Wechselphase ist der Tod. Für viele löst der Gedanke daran Angst aus, doch wenn man gesund und mit dem Universum verbunden ist, wird der Tod nur zu einem weiteren Tor, durch das man mit Freude geht.

8
Die drei Phasen der Heilbehandlung

Die drei Phasen der Heilbehandlung stellen ein Arbeitsmuster an Menschen dar, das sich bemüht, dem Körper keinen Extrastress aufzubürden. Wenn jemand sich besonders elend fühlt, wird er häufig eine Menge verschiedener Symptome aufweisen. Manche alternative Heiltherapeuten versuchen, all diese Symptome mit einem Arsenal an Nahrungsergänzungsmitteln, Kräutern und Heilmitteln zu behandeln, doch darin steckt das Potenzial, dem Körper nur noch mehr Stress aufzubürden, und gleicht darin der allopathischen Medizin. Das Wichtigste ist nicht *was* wir anwenden, sondern *wie* wir es anwenden.

Die drei Phasen der Heilbehandlung zielen darauf hin, einem Menschen seine Integrität in umgekehrter Reihenfolge wie der, in der sie verloren ging, zurückzugeben. Sie sind ein Prozess, bei dem die energetischen Kanäle im Körper auf sanfte Weise geöffnet werden, damit die Person sich mit ihrem inneren Wissen verbinden kann. Es ist eine Methode, bei der der Patient die Kontrolle und die Erlaubnis erhält, auf seine Gefühle zu achten, denn die Antworten lassen sich nur in ihm selbst finden. Sie wissen, wie Sie sich selbst heilen. Wenn Sie das Gefühl haben, es nicht zu wissen, so ist das nur deswegen, weil die Botschaft durch Toxizität verschleiert worden ist. Wenn man dem Körper sanft gestattet, das loszulassen, was nicht länger gebraucht wird, muss die Heilung erfolgen.

Wie leicht zu erkennen ist, ist das tatsächlich das genaue Gegenteil von der Methode, die von so vielen Ärzten und Heilpraktikern angewendet wird, die Symptome behandeln und allopathische Mittel verschreiben. Wenn ich jemandem begegne, der Parasiten hat, versuche ich nicht, ihm ein Zaubermittel zu verabreichen, das die Parasiten abtötet. Parasiten sind doch ein Teil dieses herrlichen Universums und haben genauso ein Recht zu leben wie Sie und ich, oder? Widerspricht das Töten von Parasiten etwa nicht dem Naturgesetz? Die drei Phasen sind so gestaltet, dass sie die Bedingungen im Teströhrchen des Gastgebers verändern, um eine Umgebung zu schaffen, die für Parasiten nicht förderlich ist. Dann werden die Parasiten den Körper auf natürliche Weise verlassen und sich eine passendere Unterkunft suchen. Das ist die Zusammenarbeit mit der Natur statt der Versuch, ihre vollkommenen Muster und Rhythmen zu überwinden. Wir dürfen nicht vergessen, dass es die Verantwortung eines jeden Individuums ist, Gleichgewicht und Harmonie seines Vehikels selbst wiederherzustellen, statt die Schuld auf einen äußeren Eindringling oder ein Pathogen zu schieben.

Durch die drei Phasen zieht sich die Absicht, einen Menschen für alle natürlichen Rhythmen zu öffnen. Um mit dem Leben in Harmonie zu sein, ist unser Körper so geschaffen, dass er auf diese Rhythmen reagiert. Unsere Zellen tanzen mit der Sonne und dem Mond, während sie ihren 24-Stunden-Zyklus des Stoffwechsels und der Reinigung durchlaufen. Unsere Organe tanzen zur Melodie des Tages, während er sich entfaltet. Die Levels der Energien und des Lichts, die durch jeden von uns strömen, steigen und fallen mit den Jahreszeiten. Bestimmte Zeitpunkte im Jahr, wie zum Beispiel die Tagundnachtgleiche, bieten uns besonders viel Energie für die Reinigung, doch wir müssen auf diese bestimmten Zeiten reagieren können, wenn wir die erhöhte Energie nutzen wollen.

Wenn man jemanden auf diese Weise sanft öffnet und ihn daran erinnert, wer er in Wahrheit ist, setzt ein dramatischer Anstieg an menschlichem Potenzial ein. Wo einst eine Krankheit als unheilbar abgestempelt war, besteht nun die Vision eines Weges zurück zur Gesundheit. Wo das Leben leer und öde war, gibt es heute eine wachsende Sehnsucht, zu entdecken, wie herrlich und abenteuerlich das Leben sein kann. Die aufregendste Reise, auf die Sie sich je begeben werden, ist die Entdeckungsreise, wer Sie wirklich sind und wie viele erstaunliche Dinge Sie umsetzen können.

Wenn wir Toxizität loslassen wollen, müssen wir die Ausscheidungswege des Körpers sanft unterstützen. Ich werde Ihnen ein paar einfache, aber erstaunliche Anwendungen vorstellen, die Sie zur Förderung dieses Prozesses anwenden können. Wenn wir die Heilung als einen stressfreien Vorgang anstreben, bei dem man immer offener wird, ist es absolut notwendig, das Stoßen und Ziehen der Toxizität im Körper anzupassen, damit die Geschwindigkeit des Ausstoßens der Giftstoffe aus der Zelle der

Geschwindigkeit des Ausscheidens aus dem Körper angeglichen wird. Was wir *nicht* tun wollen, ist, die Toxizität aus einer Körperstelle herausziehen und in eine andere hineindrängen. Das kann zwar den Anschein erwecken, als wären einige Symptome geheilt, doch in Wirklichkeit würde dies eine weitere Krankheit verursachen. Jeder von uns muss wach und sich dieses Flusses bewusst sein.

Echte Heilung erfordert, blockierte Kanäle im Körper in umgekehrter Reihenfolge zu der, in der sie sich geschlossen haben, zu öffnen. Wir werden versuchen, den Austrocknungsalarm auf mechanische Weise auszuschalten, um die Zellen zu öffnen, danach das zentrale Nervensystem wiederherzustellen, in dem alle Ängste festsitzen, und das endokrine System ins Gleichgewicht zu bringen. Anschließend werden wir das Gleichgewicht unserer vier Hauptelektrolyten und ihren Bezug zur generellen Spannung untersuchen. Wenn die Spannung korrekt ist, ist auch der Wasserhaushalt korrekt. Wenn der Wasserhaushalt in Ordnung ist, können wir das Licht vollständig nutzen und mit allen natürlichen Rhythmen eng verbunden sein.

Phase Eins

Die Vorgeschichte

Phase Eins beginnt mit der Erfassung der Vorgeschichte. Der Patient ist in sich gekehrt und erzählt seine eigene Geschichte in chronologischer Reihenfolge. Ich notiere, wie Krankheitsepisoden in der Vergangenheit behandelt wurden, und sehe mir außerdem die Gesundheit seiner Vorfahren bis mindestens zur Generation der Großeltern an. Ich stelle Fragen über die Ernährung, den Lebensstil, gegenwärtig eingenommene Medikamente und/oder Nahrungsergänzungsmittel und alle anderen relevanten Informationen.

Danach folgt der wichtigste Aspekt der ersten Phase: die Deutung. Einem Menschen das Wissen, wie seine Krankheit sich manifestiert hat, zurückzugeben ist ganz wichtig, damit er weitergehen kann. Wenn eine Krankheitsgeschichte richtig interpretiert wird, erkennt der Patient plötzlich, wie seine Symptome untereinander verbunden sind. Das ist genau das Gegenteil von der Reduktionsmethode, bei der diese Symptome einzeln behandelt werden. Es gewährt dem Betroffenen klare Einblicke in die erstaunliche Integrität seines Körpers, und sein Angstlevel wird sofort anfangen zu fallen. Sobald die Angst abnimmt, verbessert sich der Wasserhaushalt automatisch – und das noch bevor irgendwelche Vorschläge in Bezug auf das richtige Essen und Trinken sowie auf sinnvolle Nahrungsergänzungsmittel gemacht worden sind.

In dem Augenblick, in dem die Angst abnimmt, nimmt die persönliche Stärke zu, und das wiederum bewirkt eine energetische Veränderung im Individuum. Diese energetische Veränderung ist deshalb so wichtig, weil sie es dem Betroffenen ermöglicht, sich am Ende einer Beratungssitzung strahlender, leichter und voller Enthusiasmus über den Weg zurück zur Gesundheit zu fühlen, der sich vor ihm auftut. Der Sinn der Deutung ist es, dem Patienten Kraft zu geben und den Austrocknungsalarm in seinem Körper *energetisch* auszuschalten.

In Phase Eins fangen wir also damit an, die Bedingungen im Teströhrchen zu verändern, während wir uns durch die Erfassung der Vorgeschichte der Anfälligkeiten, mit denen das Individuum geboren wurde, sehr bewusst sind. Abhängig von seinen Anfälligkeiten wird deutlich, in welchem Maße wir ihn bei seinem Prozess der Veränderung und Stärkung unterstützen müssen.

Ernährung und Flüssigkeiten

Als Nächstes sehen wir uns Ernährung und Flüssigkeiten an, denn durch sie können wir den Austrocknungsalarm *mechanisch* ausschalten. Es braucht zwar Zeit, um die Biochemie des Körpers grundlegend zu verändern, und wir werden diesen Punkt in den Phasen Zwei und Drei angehen, doch mit den richtigen Nahrungsmitteln, Flüssigkeiten und Anwendungen lässt sich die Art und Weise, wie jemand sich fühlt, drastisch verbessern.

Alle Nahrungsmittel enthalten eine Schwingung und deswegen stellt jedes Lebensmittel für unseren Körper eine vibrierende Herausforderung dar. Diese Schwingung lässt sich verändern, je nachdem, wie das Nahrungsmittel gewachsen, geerntet und zubereitet worden ist. Natürlich besteht ein Unterschied in der Qualität eines Huhns, der davon abhängt, ob es in Massentierhaltung auf einer Hühnerzuchtfarm ›produziert‹ wurde oder auf natürliche und organische Weise aufwachsen durfte. Doch das Gleiche gilt auch für alle anderen Lebensmittel. Nur weil Öle, Fleisch und Gemüse in vielen modernen Supermärkten darauf getrimmt werden, appetitlich auszusehen, heißt das noch lange nicht, dass sie auch wertvolle Nährstoffe bieten. Wenn man Lebensmittel mit einer Reihe von Chemikalien wie zum Beispiel Pestiziden, pilztötenden Mitteln und Konservierungsstoffen behandelt, fügt man der Nahrung unnatürliche Schwingungen hinzu, und die Vibrationen, die Sie über den Mund aufnehmen, müssen von Ihrem Körper gedeutet werden.

Auf ähnliche Weise brauchen wir zum Ausgleich des Wasserhaushalts Flüssigkeiten, aber es müssen die richtigen Flüssigkeiten sein. Nicht alle Getränke eignen sich als Flüssigkeitszufuhr. Koffeinhaltige Getränke einschließlich schwarzem Tee und Kaffee, Alkohol, gesüßte Softdrinks und Getränke, die Lebensmittelfarbstoffe und Süßstoffe enthalten, haben alle eine dehydrierende Wirkung auf den Körper und erhöhen die Austrocknung effektiv. Sie werden daher allmählich aus der Ernährungsweise entfernt und durch klares Wasser ersetzt. Sobald diese Veränderung stattgefunden hat, empfehle ich, täglich zwei bis zweieinhalb Liter Wasser, das der Körpertemperatur entspricht, zu trinken, jedoch nie mehr als einen Liter pro Stunde.

Zucker bewirkt einen Magnesiumverlust und trocknet auch aus. Also wird auch Zucker gestrichen.

Als Nächstes sehe ich mir die Kohlenhydrate an, vor allem die Getreidesorten und Körner. Getreide stellt eine unterschiedliche Herausforderung an den Körper dar; das bedeutet, dass manche Getreidesorten leichter verdaulich sind als andere. Das am schwersten verdauliche Getreide ist Weizen, gefolgt von Roggen, danach Hafer und Gerste. Diese vier Gluten enthaltenden Getreidesorten bilden alle Säure und können einen übersäuerten oder ausgetrockneten Körper vor eine große Herausforderung stellen. Am unteren Ende der Skala finden sich brauner Kurzkornreis und Hirse. Beide sollen frei von Gluten sein. Abhängig von der Vorgeschichte der Person müssen wir vielleicht Weizen oder Gluten aus der Ernährung fernhalten und anfangs sogar alle Getreide und Körner streichen. Die Chinesen betrachten braunen Kurzkornreis als ›die Nahrung des Darms‹, und er ist ein ideales Lebensmittel, das die Flüssigkeitszufuhr unterstützt, solange der Mensch ihn verdauen kann.

Als ich anfing, Patienten zu behandeln, musste ich oft den Weizen aus der Ernährung weglassen. Später kam es häufiger vor, sämtliche glutenhaltigen Getreide- und Körnersorten zu streichen. Heute treffe ich auf viel mehr Menschen, die anfangs überhaupt keine Getreide und Körner vertragen. In diesen Fällen ist Quinoa – im Grunde eher eine Körnerart als ein Getreide – eine sehr nützliche Alternative.

Die nächste Kategorie, die ich mir ansehe, sind Gemüsesorten und Säfte. Gemüse sollte mindestens 50 Prozent von zwei Mahlzeiten pro Tag ausmachen, und am besten eignen sich saisonale Gemüsesorten. Das bedeutet nicht nur die Gemüsesorten, die in einer bestimmten Jahreszeit wachsen, sondern auch die Entscheidung, ob sie vor allem gekocht oder roh verzehrt werden sollten. Wenn der Blutzucker ins Spiel kommt, ist es oft notwendig, sich mehr auf Blattgemüse als auf die süßeren Wurzelgemüse zu konzentrieren, bis die Blutzuckerwerte dauerhaft stabil bleiben.

Frische Fruchtsäfte können sehr geeignet sein, da sie die Reinigung im Körper fördern, aber man muss bei Säften aufpassen, da sie mitunter eine zu starke Reinigung bewirken und zu süß sind, was für den Körper eine zu große Herausforderung sein könnte.

Früchte werden am besten in der Jahreszeit gegessen, in der sie reifen. Das bedeutet, dass in einem moderaten Klima frisches Obst nur im Sommer verzehrt wird; im Winter werden Trockenfrüchte verwendet.

Als Nächstes sehe ich mir die Proteine an. Eiweiße können Säure bilden, aber sie stabilisieren auch wirksam den Blutzucker und müssen daher oft in die Mahlzeiten mit eingebunden werden, vor allem, wenn der Blutzuckerspiegel instabil ist. Bei den Fleischsorten bildet rotes Fleisch am meisten Säure und sollte gewöhnlich gemieden werden, während weiße Fleischsorten wie zum Beispiel Hühnchen eine weitaus geringere Herausforderung für den Körper darstellen. Fisch und Eier sind ausgezeichnete Lieferanten von Tier-Eiweißen, während pflanzliche Proteine in Hülsenfrüchten, Nüssen, Körnern und Bienenpollen enthalten sind. Wenn man Fleisch oder Fisch isst, kann man ihre Säure bildenden Eigenschaften immer dadurch ausgleichen, indem man eine großzügige Portion Basen bildendes grünes Blattgemüse als Beilage nimmt. Eier sind für manche Menschen problematisch, die unter Asthma leiden, doch für die meisten Menschen sind sie eine hervorragende Eiweißquelle und können täglich gegessen werden.

Manche Leute haben Schwierigkeiten, Hülsenfrüchte zu verdauen. Sie sind viel leichter verdaulich, wenn man sie über Nacht einweicht, und sogar noch bekömmlicher, wenn man wartet, bis sie anfangen zu sprießen. Nüsse, Körner und Hülsenfrüchte sind im Grunde Gemüsearten in inaktiver Form. Daher ist es immer am besten, sie vor dem Essen einzuweichen, weil sie dann bekömmlicher sind. Eingeweichte Nüsse und Körner lassen sich hervorragend in Milch oder Butter verwenden. Körner, die gerade zu sprießen angefangen haben, können als Eiweiße verwendet werden, doch sobald die Sprossen sich völlig ausgebildet haben, wird das Korn von einem Protein zu einem Gemüse. Damit Hülsenfrüchte als vollständiges Eiweiß wirken können, müssen sie mit einer Getreideart oder Sesamkörnern vermischt werden. Ein vollständiges Eiweiß ist ein Eiweiß, das die gesamte Palette an Aminosäuren in sich trägt, die gleichzeitig im Magen vorhanden sind.

Die nächste Nahrungsgruppe sind die Milchprodukte. In der westlichen Welt werden die meisten Milchprodukte pasteurisiert und viele auch homogenisiert. Beide Prozesse verändern das natürliche Produkt in ein Produkt, das unnatürlich und gleichzeitig von nur geringem Nährwert ist. Außerdem verlieren wir im Alter von zwei Jahren die Enzyme, die für die Zersetzung und Verwertung von Milch gebraucht werden, weil zu diesem Zeitpunkt die Stillphase normalerweise zu Ende geht.

Joghurt wird von den enthaltenen Bakterien schon teilweise verdaut und stellt daher eine geringere Herausforderung für den Körper dar. Wenn er aus einer naturbelasseneren Milch wie zum Beispiel Ziegenmilch hergestellt wird, ist er noch bekömmlicher.

Käse kann schwer verdaulich sein, da er zum größten Teil pasteurisiert ist und als Härtemittel mit Salz angereichert wird. Lebensmittel, die reich an Natrium sind, sind für Leute, die unter Austrocknung leiden, ziemlich unbekömmlich.

Generell sind Milchprodukte – mit Ausnahme von Joghurt, Butter und geklärter Butter (Ghee) – für den Körper zu schwer verdaulich und sollten am besten durch Körner und Nussmilch ersetzt werden. Auch neigen Milchprodukte dazu, die Elektrolyten (Natrium, Kalzium, Kalium und Magnesium) aus dem Gleichgewicht zu setzen und wirken schleimbildend, d.h. sie neigen dazu, den Lymphfluss zu verdicken und dadurch zu verringern.

Die vielleicht am wenigsten verstandene Gruppe unter den wichtigsten Nahrungsgruppen sind die Öle und Fette, vor allem bei ihrer Verwendung zum Kochen. Im Gegensatz zum allgemeinen Glauben sollten wir nicht mit einfach und mehrfach ungesättigten Fetten wie Olivenöl und pflanzlichen Ölen kochen, da Hitze ihnen stark zusetzt. Es ist für unsere Gesundheit äußerst wichtig, keine beschädigten Fette – was auch Transfette und gesättigte und gehärtete Fette einbezieht – zu konsumieren, weil sie die Durchlässigkeit unserer Zellmembranen drastisch reduzieren. Wenn das geschieht, werden alle natürlichen Rhythmen und Funktionen in unserem Körpergewebe unterbrochen. Unbelassenes Olivenöl und andere kalt gepresste Pflanzenöle sollten der Mahlzeit nur *nach* dem Kochen beigefügt werden. Die sichersten Kochöle sind die gesättigten Fette, da sie chemisch äußerst stabil und hitzebeständig sind. Butter, Butterschmalz (Ghee) und Kokosöl sind daher die geeignetsten Fette zum Kochen.

Beispiele für die Ernährung in Phase Eins

Jeder ist einzigartig. Die Ernährungsempfehlungen sind daher auch auf jeden einzelnen abgestimmt. Es gibt jedoch ein paar allgemeine Richtlinien, die wir bei der Behandlung von unterschiedlichen Levels von Toxizität und Krankheit beachten können. Für die Aufstellung eines Ernährungsplans muss man Lebensmittel verwenden, die die geringste Herausforderung für den Körper darstellen. Das bedeutet, Nahrungsmittel in ihrem unbelassenen Naturzustand zu verwenden und sämtliche künstlichen Zusatzstoffe, Farbstoffe und Konservierungsmittel zu vermeiden. Wenn wir das tun, können wir sicher sein, dass der Körper die Nahrung erkennt und in der Lage ist, sie mit so wenig Kraftanstrengung wie nur möglich zu verdauen. Dadurch wird Extraenergie freigesetzt, die auf die Heilung gerichtet werden kann. Zucker, Aspartam und andere künstliche Süßstoffe sind zu vermeiden; dasselbe gilt für Tafelsalz.

In jedem der folgenden Ernährungspläne sind die verschiedenen Nahrungsgruppen enthalten, die oben schon erwähnt wurden.

Bei allen folgenden Ernährungsplänen sollte zuerst auf die Flüssigkeiten geachtet werden. Das heißt, koffeinhaltige Getränke müssen vermieden und durch Kräutertees (nicht Früchtetees) oder Getreidekaffee ersetzt werden, Alkohol und zuckerhaltige Getränke sollten vermieden werden, und zwei bis zweieinhalb Liter lauwarmes Wasser sollten täglich getrunken werden.

Richtlinien für einen Ernährungsplan, der generell die Gesundheit unterstützt

Frisches Gemüse	Essen Sie zwei Mahlzeiten pro Tag, die zu 50 % aus frischem Gemüse bestehen. Manche Gemüsearten sollten gekocht, andere roh verzehrt werden (saisonbedingt). Trinken Sie täglich einen Viertelliter frisch gepressten Gemüsesaft (der nicht länger als 20 min. stehen sollte)
Obst	Essen Sie zwei Stück Obst pro Tag. Versuchen Sie, sich an die Früchte der Saison zu halten.
Eiweiße (Vegetarier und Veganer müssen tierische Eiweiße durch pflanzliche ersetzen)	Essen Sie weißes Fleisch, z.B. Huhn (2 x pro Woche), Fisch (2 x pro Woche, davon 1 x fettreichen Fisch), rotes Fleisch, z.B. Rind (1 x pro Woche), Eier (an drei Tagen pro Woche), und vermeiden Sie an zwei Tagen der Woche sämtliche tierischen Eiweiße (verwenden Sie stattdessen pflanzliches Eiweiß, z.B. Hülsenfrüchte).
Fette	Verwenden Sie zum Kochen und Braten Butterschmalz (Ghee), Butter oder Kokosöl. Alle anderen Fette/Öle sollten erst *nach* dem Kochen hinzugefügt werden. Vermeiden Sie gehärtete und gesättigte Fettsäuren und Transfettsäuren. Als Salatdressing sind Olivenöl, Walnussöl, Kürbiskern- und Argonöl ideal geeignet.
Kohlenhydrate	Kartoffeln sollten nur einmal pro Woche verzehrt werden (da sie zur Familie der Belladonna-Pflanzen gehören). Süßkartoffeln, Maniok (auch Cassava genannt), Quinoa, Mais und Buchweizen sind gute Kohlenstofflieferanten.
Getreide und Körner	Es sollten nur nicht-raffinierte Getreide/Körner konsumiert werden. Versuchen Sie, wann immer möglich, eine Alternative zu Weizen zu finden, z.B. Roggenbrot. Brauner Kurzkornreis ist für die Erhaltung der Gesundheit ein ideales Korn.

Richtlinien für einen Basen bildenden Ernährungsplan

Frisches Gemüse	Essen Sie zwei Mahlzeiten täglich, die zu 70 % aus frischem Gemüse bestehen. Manche Gemüsesorten sollten gekocht, andere roh verzehrt werden (saisonbedingt). Trinken Sie einen Viertelliter frisch gepressten Gemüsesaft (der nicht länger als 20 min. stehen sollte) täglich.
Obst	Essen Sie zwei Stück Obst täglich. Versuchen Sie, auf Früchte der Saison zu achten. Keine Zitrusfrüchte.
Eiweiße (Vegetarier und Veganer müssen tierische Eiweiße durch pflanzliche ersetzen)	Essen Sie 3 x in der Woche Fisch, davon 1x fettreichen Fisch und vermeiden Sie 4 Tage pro Woche alle tierischen Eiweiße (verwenden Sie stattdessen pflanzliche Eiweiße, z.B. Hülsenfrüchte).

Milchprodukte (wenn keine Aller-gien vorhanden sind)	Versuchen Sie, so wenig wie möglich Milchprodukte zu essen, und wählen Sie organische und nicht homogenisierte Produkte. Ziegenjoghurt ist geeignet.
Fette	Verwenden Sie zum Kochen und Braten Butterschmalz, Butter oder Kokosöl. Alle anderen Öle sollten erst nach dem Kochen hinzugefügt werden. Vermeiden Sie gehärtete und gesättigte Fettsäuren sowie Transfettsäuren. Als Salatdressing sind Olivenöl, Walnussöl, Kürbiskern- und Argonöl ideal geeignet.
Kohlenhydrate	Verwenden Sie Süßkartoffeln oder Quinoa.
Getreide und Körner	Brauner Kurzkornreis (2 x täglich) ist ideal geeignet.

Richtlinien für einen Ernährungsplan, der den Blutzucker stabilisiert*

Frisches Gemüse	Essen Sie zwei Mahlzeiten täglich, die zu 50 % aus frischem Gemüse bestehen. Manche Gemüsesorten sollten gekocht, andere roh verzehrt werden (saisonbedingt). Vermeiden Sie zu viel Wurzelgemüse aufgrund seiner Süße. Trinken Sie täglich einen Viertelliter frisch gepressten Gemüsesaft (der nicht länger als 20 min. stehen sollte). Vermeiden Sie wegen seiner Süße auch hier zu viel Wurzelgemüse.
Obst	Vermeiden Sie Obst.
Eiweiße (Vegetarier und Veganer müssen tierische Eiweiße durch pflanzliche ersetzen)	Essen Sie tierisches Eiweiß zum Frühstück und, wenn möglich, zu einer weiteren Tagesmahlzeit. Verwenden Sie für die dritte Tagesmahlzeit pflanzliches Eiweiß. Versuchen Sie, eine Stunde vor dem Schlafengehen zu essen.
Milchprodukte (wenn keine Allergien vorhanden sind)	Versuchen Sie, so wenig wie möglich Milchprodukte zu essen, und wählen Sie organische und nicht homogenisierte Produkte. Ziegenjoghurt ist geeignet.
Fette	Verwenden Sie zum Kochen und Braten Butterschmalz/Ghee, Butter oder Kokosöl. Alle anderen Öle sollten erst nach dem Kochen hinzugefügt werden. Vermeiden Sie gehärtete und gesättigte Fettsäuren sowie Transfettsäuren. Als Salatdressing sind Olivenöl, Walnussöl, Kürbiskern- und Argonöl ideal geeignet.
Kohlenhydrate	Verwenden Sie Quinoa.
Getreide und Körner	Verwenden Sie braunen Kurzkornreis.

* Bei niedrigem Blutzuckerlevel hilft es, anfangs kleine und dafür viele Mahlzeiten zu essen.

Richtlinien für einen Glutenfreien Ernährungsplan

Frisches Gemüse	Essen Sie zwei Mahlzeiten täglich, die zu 50 % aus frischem Gemüse bestehen. Manche Gemüsesorten sollten gekocht, andere roh verzehrt werden (saisonbedingt). Trinken Sie einen Viertelliter frisch gepressten Gemüsesaft (der nicht länger als 20 min. stehen sollte) täglich.
Obst	Essen Sie täglich zwei Stück Obst. Versuchen Sie, auf Früchte der Saison zu achten.
Eiweiße (Vegetarier und Veganer müssen tierische Eiweiße durch pflanzliche ersetzen)	Essen Sie weißes Fleisch, z.B. Huhn (2 x pro Woche), Fisch (2 x pro Woche, davon 1 x fettreichen Fisch), rotes Fleisch, z.B. Rind (1 x pro Woche), Eier (an drei Tagen pro Woche), und vermeiden Sie an zwei Tagen der Woche sämtliche tierischen Eiweiße (verwenden Sie stattdessen pflanzliches Eiweiß, z.B. Hülsenfrüchte).
Milchprodukte (wenn keine Allergien vorhanden sind)	Versuchen Sie, so wenig wie möglich Milchprodukte zu essen, und wählen Sie organische und nicht homogenisierte Produkte. Ziegenjoghurt ist geeignet.
Fette	Verwenden Sie zum Kochen und Braten Butterschmalz/Ghee, Butter oder Kokosöl. Alle anderen Öle sollten erst nach dem Kochen hinzugefügt werden. Vermeiden Sie gehärtete und gesättigte Fettsäuren sowie Transfettsäuren. Als Salatdressing sind Olivenöl, Walnussöl, Kürbiskern- und Argonöl ideal geeignet
Kohlenhydrate	Der Konsum von Kartoffeln (aus der Familie der Belladonna-Gewächse) sollte auf 1 x pro Woche beschränkt werden. Süßkartoffeln, Maniok (auch Cassava genannt), Quinoa, Mais und Buchweizen sind geeignete Lieferanten von Kohlenhydraten.
Getreide und Körner	Es sollte ausschließlich brauner Kurzkornreis oder Hirse verwendet werden.

Richtlinien für einen Ernährungsplan zur Behandlung von Suchtessen

Frisches Gemüse	Essen Sie drei Mahlzeiten täglich, die zu 60 % aus frischem Gemüse bestehen. Manche Gemüsesorten sollten gekocht, andere roh verzehrt werden (saisonbedingt). Vermeiden Sie zu viel Wurzelgemüse aufgrund seiner Süße. Trinken Sie einen Viertelliter frisch gepressten Gemüsesaft (der nicht länger als 20 min. stehen sollte) täglich.
Obst	Vermeiden Sie Obst.
Eiweiße (Vegetarier und Veganer müssen tierische	Essen Sie zwei Mahlzeiten am Tag mit tierischem Eiweiß und verwenden Sie in der dritten Mahlzeit pflanzliches Eiweiß (z.B. Tofu). Anfangs könnte zur Stabilisierung des

Eiweiße durch pflanzliche ersetzen)	Blutzuckers tierisches Eiweiß in allen drei täglichen Mahlzeiten erforderlich sein.
Milchprodukte (wenn keine Allergien vorhanden sind)	Versuchen Sie, so wenig wie möglich Milchprodukte zu essen, und wählen Sie organische und nicht homogenisierte Produkte. Ziegenjoghurt ist geeignet.
Fette	Verwenden Sie zum Kochen und Braten Butterschmalz/Ghee, Butter oder Kokosöl. Alle anderen Öle sollten erst nach dem Kochen hinzugefügt werden. Vermeiden Sie gehärtete und gesättigte Fettsäuren und Transfettsäuren. Als Salatdressing sind Olivenöl, Walnussöl, Kürbiskern- und Argonöl ideal geeignet.
Kohlenhydrate	Vermeiden Sie alle Kohlenhydrate mit der möglichen Ausnahme von Quinoa.
Getreide und Körner	Vermeiden Sie alle Getreide und Körner.

TRENNKOST

Eine sehr effektive Anwendung, mit der sich der Stress für den Verdauungsapparat verringern lässt, ist Trennkost. Sie ist besonders bei Blähungen oder Übersäuerung sinnvoll. Trennkost berücksichtigt die Tatsache, dass Eiweiße und Kohlenhydrate unterschiedliche pH-Erfordernisse im Magen bewirken. Wenn man diese beiden Nahrungsgruppen trennt, erhält der Körper weniger widersprüchliche Botschaften, mit denen er sich befassen muss. Dadurch wird der Stress auf die Verdauung reduziert.

- **Mischen Sie nie tierisches Eiweiß und Kohlenhydrate in einer Mahlzeit.**
- **Gemüse kann entweder zusammen mit tierischem Eiweiß oder einer kohlenhydrathaltigen Mahlzeit verzehrt werden.**
- **Obst (außer Bananen oder süßer Birnen) lässt sich mit jeder Art von tierischem Eiweiß mischen.**
- **Bananen und süße Birnen können mit jeder Art von Kohlenhydraten konsumiert werden.**
- **Joghurt darf mit einem tierischen Eiweiß oder einer Mahlzeit aus Kohlenhydraten vermischt werden.**
- **Reis und Hülsenfrüchte (= nicht-tierisches Eiweiß) können kombiniert werden.**

Ein typischer Speiseplan aus Trennkost sieht zum Beispiel so aus:

- ***Frühstück*: Kohlenhydrate (z.B. Toast) und eine Banane**
- ***Mittagessen*: Tierisches Eiweiß (z.B. Fisch) und Gemüse und Obst (außer Bananen und süßen Birnen)**
- ***Abendessen*: Kohlenhydrate (z.B. Reis) und Gemüse**

Weitere sinnvolle Mittel

Eine Mono-Mahlzeit kann äußerst sinnvoll sein, um Extraenergie für die Heilung freizusetzen. Eine Mono-Mahlzeit besteht aus einer einzigen Zutat, so dass der Magen sich für die Verdauung nur minimal anstrengen muss. Eine Suppe aus einer Gemüsesorte oder eine Schüssel brauner Kurzkornreis sind zwei typische Mono-Mahlzeiten. Eine Mono-Mahlzeit am Abend kann sehr sinnvoll für Menschen sein, die nachts unter Verdauungsstörungen leiden.

Dann gibt es noch die Anwendungen, die in Phase Eins einzusetzen sind. Es sind wirksame Mittel, die jeder nutzen kann, um den Körper bei seinem Heilprozess zu unterstützen. Sie werden im nächsten Kapitel ausführlich erläutert.

In Phase Eins haben wir also die Vorgeschichte durchleuchtet und erkannt, den Stress abgestellt und den Austrocknungsalarm ausgeschaltet.

Phase Zwei

In Phase Zwei untersuchen wir Möglichkeiten, mit denen wir das zentrale Nervensystem und das endokrine System unterstützen können. Was wir hier tun, ist, die Biochemie allmählich zu verändern.

Den Darm beruhigen

Das Wichtigste ist, eine klare Botschaft an den Darm zu senden, dass er nicht ausgetrocknet ist. Damit fangen wir an, indem wir Leinsamen-Tee verabreichen.

Leinsamen-Tee wird aus zwei Esslöffeln Leinsamen und einem Liter reinem Wasser hergestellt. Diese Mischung wird aufgekocht. Dann wird sie von der Herdplatte genommen, zugedeckt und muss 12 Stunden oder über

Nacht ziehen. Daraufhin lässt man den Tee eine Stunde lang leicht köcheln und gießt die Flüssigkeit durch ein Sieb. Einen Teil des dicklichen Aufgusses gießt man mit heißem Wasser auf. Der Tee eignet sich hervorragend als starke Botschaft an den Darm, dass er genügend Flüssigkeitszufuhr erhält.

Man kann den Leinsamen-Tee den ganzen Tag über trinken. Die übrige dickliche Flüssigkeit lässt sich abgekühlt im Kühlschrank aufbewahren und in den nächsten beiden Tagen zu Tee verarbeiten.

Wenn Ihre Kost arm an Getreide ist, ist Leinsamen-Tee eine halbe Stunde vor jeder Mahlzeit sehr nützlich, um dem Darm die richtige Botschaft zu übermitteln. Dies ist besonders sinnvoll für den Ernährungsplan bei Suchtessen oder den Ernährungsplan, der die Blutzuckerwerte ins Gleichgewicht bringt.

Essentielle Fettsäuren

Nachdem wir den Darm beruhigt haben, können wir fortfahren, indem wir uns die essentiellen Fettsäuren näher ansehen. Fischöle, die reich an EPA und DHA sind, können anfangs sehr hilfreich sein, vor allem, da so viele Menschen ihre Fähigkeit verloren haben, Öle zu zerlegen. Vergegenwärtigen Sie sich, dass Fischöle zerlegte Omega-3-Fettsäuren sind.

Sobald sich der Zustand des Betroffenen gebessert hat, können wir zu Leinöl übergehen. Leinöl ist hauptsächlich ein übergeordnetes (unzerlegtes) Omega 3. Leinöl weist ein Verhältnis von 4:1 zwischen Omega 3 und Omega 6 auf, während Hanföl (das von manchen als Hauptlieferant von essentiellen Fettsäuren benutzt wird) ein Verhältnis von 1:3 zwischen Omega 3 und Omega 6 bietet. Ein höheres Verhältnis zwischen Omega 3 und Omega 6 ist weitaus günstiger.

Alle Öle, die essentielle Fettsäuren enthalten, müssen mit einer Form von Eiweiß eingenommen werden, denn unser Körper braucht die Schwefelverbindungen, die in den Aminosäuren der Eiweiße enthalten sind, um diese Öle richtig verwerten zu können. Bienenpollen und *Liquid Aminos*, eine schmackhafte Flüssigkeit, liefern Schwefelverbindungen. Wenn Sie Joghurt essen dürfen, ist eine Mischung aus den Ölen mit Lezithin und Bienenpollen im Joghurt eine hervorragende Lösung. Öle können auch mit einer Mahlzeit eingenommen werden, die eine Form von tierischem Eiweiß enthält. Auch kann man Lezithinkörner zusammen mit den Ölen und dem Eiweiß einnehmen. Lezithin wirkt emulgierend, d.h. es hilft den

Ölen, sich mit dem Wasser im Körper zu vermischen. Die Lezithinkörner sind reich an Phospholipiden und enthalten eine hohe Menge an Omega 6 (25 Prozent).

Für manche sind Öle und Lezithin schwer verdaulich und führen zu Übelkeit oder Energieverlust. Es gibt Ersatzstoffe, die man stattdessen einnehmen kann, doch weitere Details würden dieses Buch sprengen, da jeder Körper einzigartig ist und daher seine eigene Zusammenstellung braucht.

Das endokrine System

Nach den essentiellen Fettsäuren untersuchen wir das endokrine System. Der Körper muss in der Lage sein, ständig 30 verschiedene Prostaglandine (Gewebehormone) zu produzieren. Um das zu tun, braucht er ausreichende Mengen an Omega 3 (vor allem EPA), Omega 6, Magnesium, Zink und die Vitamine B3, B6, C und E. Hier würde ich möglicherweise Nahrungsergänzungsstoffe in Betracht ziehen, vorausgesetzt, die Flüssigkeitszufuhr hat sich schon so gebessert, dass der Betroffene keine Ängste mehr hat. In solchen Fällen wende ich ein hochwertiges Multivitamin- und Mineralpräparat an. Manchmal ist es auch sinnvoll, die Schilddrüse und Nebennierendrüse durch angemessene Nahrungsergänzungsmittel oder Kräuter zu stärken, doch auch das muss auf der individuellen Basis entschieden werden.

Phase Drei

Elektrolyten und Spurenelemente

An dieser Stelle beginnen wir, uns die vier Hauptelektrolyten anzusehen: Natrium, Kalium, Kalzium und Magnesium.

Am wichtigsten in Bezug auf Nahrungsergänzung ist hier das Magnesium, da es in vielen Böden und somit auch in den meisten Gemüsesorten – sogar in Biogemüse – nur mangelhaft vorhanden ist. Als Nahrungsergänzung für Magnesium ist die Citratform am wirksamsten. Der Grund dafür ist, dass der Körper eine Menge Citrate produziert und daher weniger gestresst ist, wenn noch ein bisschen mehr hinzugefügt wird. Ich verwende zwischen 100 und 400 mg Magnesium. Magnesium braucht für seine Wirkung außerdem Vitamin B6, doch dafür ist gesorgt, wenn das endokrine System gestärkt wird. Alle

Nahrungsergänzungsmittel sollten nur sechs aus sieben Tagen eingenommen werden, um dem Körper einen Ruhetag zu gönnen.

Kaliumlevels sind eher ein geringeres Problem, vorausgesetzt, die Ernährung enthält genügend Gemüse.

Es ist sehr ungewöhnlich, extra Kalzium zuführen zu müssen. Die Ernährung bietet meist eine hohe Menge an Kalzium. Häufig stelle ich jedoch fest, dass bei scheinbar niedrigen Kalziumwerte im Körper, in Wahrheit Kalzium an der falschen Stelle ist. Es nimmt seinen richtigen Platz wieder ein, sobald die Flüssigkeitszufuhr des Körpers wieder ausgeglichen ist und er genügend Magnesium erhält.

Auch Natrium wird durch Gemüse in großzügigen Mengen zugeführt.

Am Ende der dritten Phase würde ich mir die Levels der Spurenelemente ansehen.

Der 3-Phasen-Prozess lässt eine sanfte Heilung zu, die hintereinander erfolgt. Während des gesamten Prozesses erhöhen wir langsam die Flüssigkeitszufuhr und verändern allmählich pH, Körpertemperatur und Lichtverwertung. Wie wir feststellen werden, verlassen Parasiten oder Pilzwucherungen den Körper, wenn die Bedingungen im Teströhrchen sich auf diese Weise verändert haben.

Die beiden wichtigsten Abschnitte des Vorgangs sind Phase Eins und der erste Teil von Phase Zwei, in denen Flüssigkeiten, Ernährung und Öle angesprochen werden, denn sobald sich der Wasserhaushalt eines Menschen verbessert hat und er das Licht um seine Zellmembranen besser speichern kann, erlebt er eine viel stärkere Verbundenheit mit seinem inneren Wissen. Durch diese zurückgewonnene Verbindung fängt er an, die Lösungen anzuziehen, die er braucht, um seinen Heilungsprozess zu seinem vollständigen Potenzial zu bringen.

Vergessen Sie nicht, dass unser Körper nie gegen uns arbeitet, und dass Angst das einzige ist, was uns davon abhält, das zu tun, was wir tun wollen. Wenn Ihre Flüssigkeitszufuhr ausgewogen ist, verschwinden alle Ängste. Dann wird Freiheit von einer Möglichkeit zur Gewissheit. Dies ist nicht nur die Freiheit von der Krankheit, sondern auch die Freiheit, zu träumen und diese Träume umzusetzen.

9
Der Zauber der Heil-Anwendungen

In diesem Kapitel möchte ich Ihnen eine Reihe von einfachen, doch wirksamen Anwendungen vorstellen. Für mich bilden sie den wichtigsten Teil meiner Behandlung, und über die Jahre haben sie sich als einzigartig effektiv erwiesen.

Wenn wir den Körper darum bitten, wieder gesund zu werden, erfordert das eine beträchtliche Menge an Energie, um den notwendigen Fluss für Reinigen, Ausbalancieren und Entgiften in Gang zu setzen. Normalerweise kommt diese Energie vom Körper selbst, doch wenn man krank oder erschöpft ist, beeinträchtigt das die Fähigkeit, ein Extramaß an Energie aufzubringen. Hier können die folgenden Anwendungen extrem nützlich sein.

Durch die Anwendungen wollen wir entweder Bewegung an stagnierenden Stellen erreichen, Wärme in kalte Körperstellen bringen oder einfach nur mehr Energie an einen bestimmten Ort senden, an dem nur sehr wenig Energie vorhanden ist. Unter sorgfältiger Auswahl und mit einem ganzheitlichen Ansatz können wir Anwendungen einsetzen, die diese dringend benötigte Energie liefert, um Bewegung zu erreichen. Und noch wichtiger: Die folgenden Anwendungen lassen sich nutzen, damit sich auflösende Stockung oder Toxizität, weiterhin vollständig aus dem Körper bewegt wird.

Die Anwendungen variieren stark, da jede von ihnen auf eine bestimmte Körperstelle abzielt oder einen bestimmten Prozess fördert. Doch alle haben ein gemeinsames Ziel: dem Körper dabei zu helfen, sein Gleichgewicht an Stellen, an denen er kämpft, wiederherzustellen. Sie bieten uns Zugang zu jedem Körperteil und unterstützen ihn.

Bei der Anwendung der Techniken ist es wichtig, sich bewusst zu sein, um was man den Körper bittet. Es ist nur zu leicht, überenthusiastisch zu viele Veränderungen anzukurbeln, ohne zu bedenken, welche Folgen diese Veränderungen haben könnten. Wenn der Körper nicht gesund ist, sind seine Funktionen im Grunde geschwächt. Deshalb sind all seine Systeme in irgendeiner Weise beeinträchtigt. Es ist unrealistisch, übermäßige Mengen von Stockung oder Toxizität anzugehen und zugleich zu erwarten, dass die beeinträchtigten Körpersysteme mit dieser extra Arbeitslast von allein fertig werden. Sie brauchen Geduld, wenn Sie Ihren Körper wieder gesund machen wollen. Wenn Sie Ihre Ernährung und Ihren Lebensstil ändern, müssen Sie versuchen zu erreichen, dass der Körper erst einmal eine realistische Menge an Giftstoffen los wird. Auch ist es wichtig sicherzustellen, dass die Toxizität sämtliche Ebenen der Entgiftung durchläuft und dann aus dem Körper ausgeschieden wird. Das lässt sich mit der Hilfe von bestimmten Anwendungen erreichen. Sobald Ihr Körper den ersten Schub an Toxizität losgeworden ist und Ihr Gesundheitszustand sich leicht verbessert hat, können Sie die Situation neu überprüfen und möglicherweise weitere Heilanwendungen und gezielte Behandlungen anwenden. Hier wird es extrem wichtig, auf Ihren Körper zu hören. Er muss allmählich zu seinem Gleichgewicht zurückkehren, statt mit mobilisierten Giftstoffen überladen zu werden.

Unter Beachtung dieser Kriterien wollen wir den Entgiftungsprozess noch einmal näher untersuchen und uns ansehen, wie wir ihn unterstützen können.

Wie entgiftet sich der Körper?

Der Körper beherrscht einen gezielten Entgiftungsprozess. Alle Phasen dieses Prozesses müssen gut funktionieren, damit die Gesundheit wiederhergestellt und aufrechterhalten werden kann.

Vergegenwärtigen Sie sich, dass Toxine in einem gesunden Körper auf folgendem Weg automatisch entfernt werden:

1. **Toxizität wird auf der Zellebene in das Lymphsystem befördert (manche Giftstoffe verlassen das Lymphsystem und werden über die Haut und die Lunge ausgeschieden).**
2. **Die toxische Lymphflüssigkeit entleert sich dann ins Blut (manche Giftstoffe verlassen das Blut und werden über die Haut und Lunge ausgeschieden).**

3. **Das Blut fließt durch die Leber und die Leber filtert die Giftstoffe heraus.**
4. **Die Leber entlässt die toxische Galle in den Darm.**
5. **Der Darm sorgt für die Ausscheidung der Toxine.**

Was geschieht, wenn dieser Entgiftungsprozess beeinträchtigt ist?

In einem Körper, in dem die Entgiftung beeinträchtigt wird, kann die Toxizität auf jeder der obigen Phasen blockiert werden. Die Giftstoffe, die aus der Zelle freigesetzt werden, können im Lymphsystem stagnieren. Wenn diese Toxizität für lange Zeit stagniert, wird der Körper anfangen, Krankheitssymptome wie geschwollene Drüsen oder einen entzündeten Hals zu entwickeln. Solche Symptome tauchen auf, während der Körper versucht, die Stockung vorwärts zu transportieren. Er kann sogar ein Fieber produzieren, um die Lymphflüssigkeit zu verdünnen und in Fluss zu bekommen. Hier können Sie dem Lymphsystem durch die Anwendungen Unterstützung bieten. Wenn es Ihnen gelingt, dabei zu helfen, die Stockung im Lymphsystem aufzulösen, kann der Körper versuchen, den Prozess zu vollenden und die Giftstoffe auszuscheiden.

Ein anderes Beispiel: Wenn die Leber mit Giftstoffen überladen wird, stauen sich die Toxine im Blut, und wenn der Darm träge ist, kommt das gesamte Entgiftungssystem zum Erliegen. Damit die Leber die giftigen Gallensäfte ungehindert in den Darm entlassen kann, muss der Darm effektiv ausscheiden. Sie sehen, wie wichtig es für unsere Gesundheit und unser Wohlbefinden ist, dass dieser primäre Weg der Ausscheidung offen und ungehindert arbeitet. Wenn das nicht geschieht, können einige Techniken aus diesem Kapitel angewendet werden, um die Funktionen wiederherzustellen.

In der Realität besteht bei dem ersten Beispiel (oben) nicht nur eine Stockung im Lymphsystem, sondern immer auch eindeutige Stockungen in der Leber und im Blut.

Aufgrund ihrer wesentlichen Rolle als wichtigstes inneres Ausscheidungsorgan zeigen sich normalerweise Stauungen zuerst in der Leber, wenn der Körper versucht, zu heilen und sein Gleichgewicht wiederherzustellen. Wenn sie anfängt, sich mit der Entgiftung des Bluts abzumühen, steigt der Level der Vergiftung im Blut. Wenn dieser Zustand unbehandelt bestehen bleibt, wird das Blutsystem sich bemühen, die Lymphflüssigkeit aufzunehmen und zu reinigen. Die Lymphe wird dadurch dickflüssiger, während ihr eigener Vergiftungslevel zu steigen anfängt. Wenn auch dieser Zustand unbehandelt bleibt, wird die Zelle Probleme bekommen, sich in das Lymphsystem zu entleeren, und das wiederum verursacht Verstopfung auf der Zellebene.

Nach meiner Erfahrung ist es immer die Leber, die als Erstes Unterstützung braucht – ganz egal, welche Phase des Ausscheidungsprozesses blockiert zu sein scheint. Wenn Sie die Leber durch Anwendungen unterstützen, verbessern Sie ihre Effizienz im Entgiftungsprozess. Sobald die Leber einwandfrei funktioniert, können Sie sich wieder der ursprünglichen Verstopfungsstelle zuwenden und die angemessenen Techniken anwenden, die die Bewegung einleiten. Dann braucht die Leber gewöhnlich weitere Unterstützung, um sicherzustellen, dass sie mit den extra vielen Giftstoffen fertig wird, die ausgeschüttet werden.

Die wahre Kunst bei der Umsetzung dieser Anwendungen ist, eine beständige Geschwindigkeit der Eliminierung in allen Systemen von der Zelle bis außerhalb des Körpers aufrecht zu halten. Wenn das erreicht werden kann, wird der Prozess der Entgiftung und Heilung angenehm und schenkt beständig mehr Kraft. Auch wird dadurch dafür gesorgt, dass keine Körperstellen vergessen werden. Doch dafür müssen Sie die volle Verantwortung für sich und Ihr Wohlbefinden übernehmen. Für mich bedeuten die Anwendungen einen Weg, einem Menschen zu ermöglichen, die persönliche Verantwortung für seine Heilung zu übernehmen und ihm die Mittel zu geben, die Gesundheit real werden lassen. Wir wollen uns daher nun mit diesen Anwendungen befassen.

Die Haut bürsten

Die Haut ist das größte Ausscheidungsorgan. Das macht sie zu einem ganz wichtigen Organ, mit dem wir zusammenarbeiten müssen, wenn wir den natürlichen Heilungsprozess des Körpers unterstützen. Das Ziel des Hautbürstens ist es, zuerst die Schuppenschicht (die äußerste Hautschicht) zu entfernen, die ein gewisses Maß an Säure und Toxizität enthält. Das Wegbürsten dieser Schicht bringt eine neue Oberfläche zutage, durch die Toxine ausgeschieden werden können. Auch fördert das Hautbürsten den Fluss im Lymphsystem und hilft dadurch, Stockung und die Verdickung der Lymphflüssigkeit zu vermeiden. Eine Verdickung der Lymphflüssigkeit erfolgt häufig, während der Körper einen Reinigungsprozess durchläuft. Der Grund dafür ist, dass das Lymphsystem hart arbeiten muss, die Giftstoffe ohne Unterstützung durch eine Pumpe (wie sie das Herz dem Kreislaufsystem bietet) ins Blut weiterzubefördern, wenn der Körper Toxizität freigibt.

Die Haut täglich zu bürsten ist für jeden sinnvoll, da Giftstoffe und Schleim dadurch besser durch den Körper hindurchtransportiert werden können, um ausgeschieden zu werden. Übermäßige Toxizität und Schleim im Lymphsystem können leicht stagnieren, wenn sie nicht dazu gebracht werden, ungehindert zu fließen.

Wenn Sie jedoch unter Verstopfung leiden, ist vom Hautbürsten abzuraten, da es noch mehr Material heranschafft, das über den Darm ausgeschieden werden muss. In diesem Fall wäre es am besten, die Darmfunktion zuerst mit anderen Anwendungen zu unterstützen.

Für das Hautbürsten brauchen Sie eine einigermaßen harte Bürste. Ideal ist eine Rückenbürste mit Griff, da alle Körperstellen damit leicht erreicht werden können. Sie finden Spezialbürsten für die Haut in vielen Gesundheitsläden und auf Gesundheitsseiten im Internet. Verwenden Sie die Bürste nur für die Haut und feuchten Sie sie nicht an, da sie dadurch ihre Wirkung verliert.

Hautbürsten erfolgt auf der trockenen Haut; so lässt sich die Schuppenschicht einfach entfernen. Der beste Zeitpunkt dafür ist morgens beim Aufstehen oder abends vor dem Zubettgehen. Die Bürstbewegung erfolgt immer zum Herz hin, da die Lymphflüssigkeit hier in die Blutbahn einfließt. Bürsten Sie nicht die Haut an Krampfadern, schmerzhaften Ausschlägen oder offenen Wunden.

Anleitung:

1. **Fangen Sie mit sanften, aber schnellen Bürststrichen an der Spitze des rechten Fußes an und arbeiten Sie sich das ganze rechte Bein (vorne und hinten) hoch. Sie sollten die Bürststriche spüren, ohne dass diese schmerzhaft sind.**

2. **Bürsten Sie von der linken Fußspitze an das gesamte linke Bein hinauf.**
3. **Bürsten Sie dann den Oberkörper vorn und danach den Rücken, jeweils hinauf in Richtung Herz.**
4. **Bürsten Sie die rechte Hand und arbeiten Sie sich den gesamten rechten Arm entlang bis hinauf zur Schulter.**
5. **Bürsten Sie nun die linke Hand und den ganzen linken Arm bis zur Schulter.**
6. **Bürsten Sie erst hinten und dann vorne vom Hals den Oberkörper hinunter. Bürsten Sie weder das Gesicht noch den Kopf.**

Das Hautbürsten hat einen ähnlichen Effekt wie Gymnastik oder Sport. Aufgrund des Flusses, den es in Ihrem Körper erzielt, fühlen Sie sich erfrischter und wacher. Es kann auch dabei helfen, das Gefühl von Müdigkeit loszuwerden, das manche morgens beim Aufwachen oder abends nach der Arbeit haben. Es ist vor allem hilfreich in Fällen von ME, bei denen der Betroffene aufgrund der nächtlichen Stockung seines Systems morgens müder aufwacht als er zu Bett gegangen ist. Solche Patienten sind gewöhnlich zu müde, um Sport zu treiben. Hier kann Hautbürsten ein großartiges Mittel sein, die Dinge wieder in Bewegung zu bringen.

Heisskalte Wechselduschen

Diese Anwendung fördert den Fluss im Kreislaufsystem, was wiederum das Lymphsystem anregt. Das Lymphsystem bewegt sich sehr nahe am Blutkreislaufsystem im Körper; daher wird alles, was den Kreislauf anregt, auch das Lymphsystem in Bewegung bringen.

Heißkaltes Wechselduschen verstärkt die Wirkung des Hautbürstens. Eine wunderbare Reihenfolge ist, erst die Haut zu bürsten und dann heiß und kalt zu duschen.

Wenn der Körper Wärme (wie zum Beispiel einer heißen Dusche) ausgesetzt wird, strömt das Blut in größeren Mengen an die Oberfläche des Körpers (d.h. die Haut). Dies ermöglicht es dem Körper, Wärme leichter loszuwerden, um die gleichmäßige Temperatur in den wichtigen Körperorganen aufrecht zu erhalten. Wenn das Blut an die Oberfläche strömt, folgt ihm die Lymphflüssigkeit.

Wenn Sie Ihren Körper Kälte (z.B. einer kalten Dusche) aussetzen, fließt das Blut in größeren Mengen ins Innere des Körpers. Das befähigt ihn, die lebenswichtigen inneren Organe warm zu halten und sicherzustellen, dass ständig eine ausgeglichene Temperatur aufrechterhalten wird. Wenn das Blut ins Innere des Körpers strömt, folgt ihm wiederum die Lymphflüssigkeit.

Das bedeutet, dass wir durch einfaches Aufheizen und Abkühlen des Körpers die Aktivität innerhalb des Kreislaufsystems ankurbeln können. Indem wir das tun, fördern wir auch die Bewegung innerhalb des Lymphsystems.

Heißkalte Wechselduschen können jederzeit angewendet werden, sind jedoch vor allem morgens (nach dem Hautbürsten) sinnvoll. Dies hilft dem Körper, eine Stockung, die über Nacht eingetreten ist, ins Fließen zu bringen. Das Hautbürsten fängt an, Bewegung in die Lymphflüssigkeit zu bringen. Die anschließende heißkalte Dusche kann darauf aufbauen und noch mehr Kraft für den beschleunigten Fluss bewirken.

ACHTUNG: Es ist ganz wichtig, dass diese Anwendung nicht auf eine Weise durchgeführt wird, die dem Körper Stress bereitet oder gar einen Schock auslöst. Manche Leute können starke Temperaturschwankungen nicht ertragen, vor allem Schwangere und Menschen mit Herzproblemen oder hohem Blutdruck. Stellen Sie die Temperaturen so ein, dass sie für Sie angenehm sind, und verstärken Sie die Temperaturunterschiede allmählich mit der Zeit.

Anleitung:

1. **Duschen Sie in Ihrer gewohnten Temperatur.**
2. **Stellen Sie das Wasser auf kühl bis kalt (je nach Ihrem Toleranzlevel) und bleiben Sie unter der Dusche, bis sich Ihr Körper kühl oder kalt anfühlt.**
3. **Stellen Sie das Wasser wieder auf warm oder auf heiß (je nach Ihrer Toleranzlevel) und bleiben Sie so lange unter der Dusche, bis sich Ihr Körper wieder warm anfühlt.**

4. **Wiederholen Sie diesen Prozess noch zweimal (also insgesamt drei Wechselduschen) und beenden Sie ihn mit einer kühlen oder kalten Dusche.**

Heißkalte Duschen haben einen ähnlichen Effekt wie Hautbürsten, doch normalerweise eine stärkere Wirkung. Sie wirken so erfrischend und aufweckend, als hätten Sie Ihr Körpersystem gerade mit einem Kickstart eingeschaltet. Sie können sich vor allem bei Halsentzündungen und Schwellungen der Lymphdrüsen im Hals als sinnvoll erweisen. Wenn die Symptome nicht unterdrückend behandelt werden, wird der Körper versuchen, ein Fieber zu produzieren, um den Körper aufzuheizen, wodurch die Lymphflüssigkeit verdünnt und ihr Fluss angekurbelt wird.

Bei nur sehr geringer Körperenergie können heißkalte Wechselduschen extrem nützlich sein, da sie dem Körper Energie zuführen, um das System in Gang zu setzen und anzufangen, die Stockung aufzulösen.

Heisskalte Wechselbäder

Diese Anwendung ist eine tiefere und extremere Variante der heißkalten Duschen und birgt daher das Potenzial, vor allem bei extremer Stockung deutliche Veränderungen im Körper zu bewirken. Wenn der Körper aufgeheizt wird, um eine Temperatur zu produzieren, hat das die folgenden Wirkungen:

- **Es hilft, die Cholesterinschicht auf der Zelle zu schmelzen, die bei eingeschaltetem Austrocknungsalarm das Ausscheiden von Giftstoffen aus der Zelle verhindert. Sobald diese Schicht geschmolzen ist, können die Toxine die Zelle verlassen und ins Lymphsystem einfließen, um ausgeschieden zu werden.**
- **Es heizt das Lymphsystem auf und macht die Lymphflüssigkeit dünner und flüssiger. Dadurch kann das Lymphsystem die erhöhte Arbeitslast, die durch das Entweichen der Giftstoffe aus der Zelle entsteht, besser bewältigen und die Toxine weiter aus dem System treiben, bis sie ausgeschieden werden.**
- **Es lässt das Blut an die Oberfläche des Körpers aufsteigen. Das fördert – wie bei der vorangehenden Anwendung – einen**

weiteren Fluss innerhalb des Lymphsystems, was die korrekte Ausscheidung unterstützt.

- **Es öffnet die Poren und erlaubt dadurch eine weitere Ausscheidung über die Haut selbst.**

Wenn der Körper abgekühlt wird, hat das folgende Wirkungen:

- **Der Körper produziert eine latente Hitze aus seinem tiefen warmen Inneren heraus und gleicht damit die Kälte aus. Diese Wärmebewegung von innen nach außen produziert verstärkt Energie für die Ausscheidung.**

Da diese Anwendung so starke Veränderungen im Körper bewirken kann, muss sie mit Vorsicht und zur rechten Zeit angewendet werden. Sie ist ein wunderbares Mittel, mit dem das Ausscheiden von Giftstoffen gefördert werden kann. Man muss jedoch sicherstellen, dass man dem Körpersystem durch ihre Anwendung nicht zuviel aufbürdet, denn das würde eine Reihe neuer Probleme auslösen. Es ist daher nicht ratsam, diese Anwendung zu nutzen, ohne vorher wichtige Veränderungen gemacht zu haben, die die Freilegung der Ausscheidungswege unterstützen.

Die Anwendung ist in Fällen, in denen die Zellen zu sehr durch Cholesterin geschützt werden und dadurch ihre Fähigkeit verloren haben, Toxine vollständig in das Lymphsystem zu entleeren, von unschätzbarem Wert. Auch ist sie äußerst sinnvoll, wenn die Körpertemperatur aufgrund hoher Mengen an Toxizität und Dehydrierung sehr niedrig ist und wenn der Körper Anzeichen von Virusaktivitäten aufweist. Außerdem lässt sie sich auch bei Menschen anwenden, die zwar keine deutlichen Symptome haben, aber den Körper bei der Ausscheidung von Giftstoffen unterstützen wollen. Sie ist ein hervorragendes Mittel, um die Zellen zu reinigen und dem Körper zu helfen, einen Zustand zu erreichen, in dem er seine Entgiftungszyklen mit Leichtigkeit abschließen kann.

Die Anwendung wird idealerweise vor dem Zubettgehen angewendet, damit man in der Nacht durchschlafen kann und der Körper fähig ist, die abgestoßene Toxizität zu verarbeiten. Auch ist sie ideal, wenn Ihr Körper seine Fähigkeit verloren hat, auf natürliche Weise ein Fieber zu entwickeln.

ACHTUNG: Wenden Sie diese Anwendung nicht während der Schwangerschaft, bei Bluthochdruck oder wenn ein Blutungsrisiko besteht, an. Sie sollte auch nicht direkt nach dem Essen durchgeführt werden, da dies Übelkeit hervorrufen könnte.

Zu ihrer Anwendung benötigen Sie:

- **eine normale Badewanne**
- **ein Fieberthermometer**
- **ein kleines Handtuch**
- **eine Wärmflasche (um den Körper nach Durchführung der Anwendung beim Aufwärmen zu helfen)**
- **eine zweite Person, die die Anwendung überwacht und notfalls helfen kann**

Anleitung:

1. **Legen Sie sich in Badewasser von normaler Temperatur.**
2. **Legen Sie sich ein kühles, nasses Tuch auf den Kopf, damit der Kopf nicht zu sehr aufgeheizt wird.**
3. **Fügen Sie allmählich heißes Wasser hinzu, um die Körpertemperatur zu erhöhen. Tun Sie dies so lange, bis Ihre Körpertemperatur entweder 38,9° C erreicht hat oder Sie – noch bevor Sie diese Temperatur erreicht haben – spüren, dass Ihr Toleranzlevel erreicht ist. (ACHTUNG: Es ist zu gefährlich, die Körpertemperatur auf über 38,9° C zu erhöhen, außer man wird dabei klinisch überwacht.) Prüfen Sie ständig Ihre Körpertemperatur, indem Sie das Thermometer in den Mund stecken und den Kopf kühl halten.**
4. **Wenn Sie spüren, dass Sie genug Zeit im heißen Wasser verbracht haben (jeder Mensch hat andere Zeitgrenzen) oder wenn Sie es geschafft haben, Ihre Körpertemperatur 20 Minuten lang bei 38,9° C zu halten, sollten Sie anfangen, dem Badewasser kaltes Wasser beizumischen. Dies wird Ihre Körpertemperatur langsam senken.**

5. **Kühlen Sie so die Wassertemperatur auf ein kaltes, aber erträgliches Maß ab und bleiben Sie darin liegen, bis sich Ihr Körper kalt anfühlt.**
6. **Steigen Sie, sobald dieser Zustand erreicht worden ist, aus der Wanne. Sie können sich nun entweder abtrocknen, indem Sie sich mit den Händen abrubbeln, um Reibung zu schaffen, oder Sie können sich mit einem Handtuch abtrocknen. Gehen Sie dann mit einer Wärmflasche zu Bett. Sobald Sie im Bett liegen, wird Ihr Körper anfangen, Hitze zu produzieren, um zu seiner normalen Temperatur zurückzukehren. Prüfen Sie immer wieder Ihre Körpertemperatur, um sicherzugehen, dass sie stetig ansteigt. Bei Bedarf können Sie warme Socken und eine Mütze anziehen.**

Je nach Individuum können heißkalte Wechselbäder verschiedene Wirkungen auslösen. Die meisten fühlen sich anschließend sehr entspannt und müde, doch manche Leute fühlen sich erfrischt und voller Energie. Gelegentlich kann temporäre Übelkeit (aufgrund der Freiwerdung von Gallensäften) oder Schwindelgefühl (durch einen gesunkenen Blutdruck) auftreten.

Douglas Lewis hat mit dieser Anwendung einige der spannendsten Ergebnisse erzielt. Wie schon erwähnt, stellte er fest, dass der HIV-Virus nur bei niedrigen Körpertemperaturen überleben kann. Er ging also davon aus, dass Veränderungen im Körper auftreten, die diesen für den Virus unbewohnbar machen, wenn man den Körper aufheizt, um ein künstliches Fieber zu erzeugen. Wie er feststellte, verschwanden die Symptome allmählich.

Ein heisses Bad, ein kalter Wickel

Diese Anwendung ist dieselbe wie die vorherige, doch hierbei wird das kalte Wasser durch einen feuchten kalten Wickel ersetzt. Das funktioniert auf dieselbe Weise wie das kalte Bad, hat jedoch folgende Vorteile:

- **Sie fördert den Fluss latenter Hitze aus einer tieferen Ebene im Körper. Das geschieht, weil der Körper nicht nur seine ei-**

gene normale Temperatur wiedererlangen muss, sondern zudem viel härter arbeiten muss, um den kalten Wickel zu trocknen und zu wärmen, damit die richtige Körpertemperatur aufrechterhalten wird.

- **Sie bewegt aufgrund der längeren Zeit, in der der Körper dem kalten, nassen Zustand ausgesetzt ist, latente Hitze für einen längeren Zeitraum. Das wiederum bewegt die Toxizität auf einer tieferen Ebene im Körper.**

ACHTUNG: Wenden Sie auch diese Anwendung nicht während der Schwangerschaft, bei Bluthochdruck oder wenn ein Blutungsrisiko besteht, an. Sie sollte auch nicht direkt nach dem Essen durchgeführt werden, da dies Übelkeit bewirken könnte.

Zu ihrer Anwendung benötigen Sie:

- **eine normale Badewanne**
- **ein Fieberthermometer**
- **ein kleines Handtuch**
- **ein Baumwolllaken (halb so groß wie das Bettlaken eines Einzelbetts oder ein Einzelbettlaken, das einmal zusammengefaltet wird)**
- **wasserdichte Unterlagen (als Nässeschutz für die Matratze)**
- **eine Wärmflasche (um den Körper nach Durchführung der Anwendung beim Aufwärmen zu helfen)**
- **eine zweite Person, die die Anwendung überwacht und notfalls helfen kann**

Anleitung:

1. **Legen Sie die wasserdichte Unterlage auf Ihre Matratze, um sie vor dem kalten, feuchten Wickel zu schützen.**
2. **Bereiten Sie den Wickel vor, indem Sie das Bettlaken in kaltes Wasser tauchen, auswringen und für die Zeit des heißen Bads in die Tiefkühltruhe legen.**
3. **Legen Sie sich in Badewasser von normaler Badetemperatur.**

4. **Legen Sie sich ein kühles nasses Tuch auf den Kopf, damit der Kopf nicht zu sehr aufgeheizt wird.**
5. **Fügen Sie allmählich heißes Wasser hinzu, um die Körpertemperatur zu erhöhen. Tun Sie dies so lange, bis Ihre Körpertemperatur entweder 38,9° C erreicht hat oder Sie – noch bevor Sie diese Temperatur erreicht haben – spüren, dass Ihr Toleranzlevel erreicht ist. (ACHTUNG: Es ist zu gefährlich, die Körpertemperatur auf über 38,9° C zu erhöhen, außer man wird dabei klinisch überwacht.) Prüfen Sie ständig Ihre Körpertemperatur, indem Sie das Thermometer in den Mund stecken und den Kopf kühl halten.**
6. **Wenn Sie spüren, dass Sie genug Zeit im heißen Wasser verbracht haben (jeder Mensch hat andere Zeitgrenzen) oder wenn Sie es geschafft haben, Ihre Körpertemperatur 20 Minuten lang bei 38,9° C zu halten, sollten Sie vorsichtig aus der Wanne steigen.**
7. **Wickeln Sie sich in das kalte Bettlaken ein (am besten vom Hals bis zu den Füßen, auch wenn es von den Achseln bis zu den Oberschenkeln meist angenehmer ist). Gehen Sie dann mit einer Wärmflasche ins Bett. Sobald Sie im Bett liegen, wird Ihr Körper anfangen, latente Hitze zu mobilisieren, um zu seiner normalen Temperatur zurückzukehren. Prüfen Sie immer wieder Ihre Körpertemperatur, um sicherzugehen, dass sie stetig ansteigt. Bei Bedarf können Sie warme Socken und eine Mütze anziehen.**

Diese Anwendung hat denselben Effekt wie ein richtiges Fieber. Sie schwemmt Toxizität von einer schmerzhaft entzündeten Stelle über das Lymphsystem durch die Haut nach außen, ohne andere wichtige Organe zu stressen. Daher kann sie bei Blinddarmbeschwerden oder Adhäsionen von Nutzen sein. Interessanterweise verfärbt sich das Wickelmaterial nach Beendigung der Anwendung manchmal durch die Giftstoffe, die über die Haut ausgeschieden werden.

Sitzbad

Diese Anwendung ist dem heißkalten Wechselduschen sehr ähnlich, es lässt sich mit ihr jedoch besser die Hüftgegend erreichen. Wie die heißkalten Duschen zielt das Sitzbad darauf ab, den Fluss im Kreislaufsystem und dadurch auch im Lymphsystem in Gang zu bringen.

Sitzbäder bringen Bewegung und Energie in das Fortpflanzungssystem, die Blase und den Darm. Zusätzlich entspannen sich die Muskeln, wenn sie aufgeheizt werden, und ziehen sich zusammen, wenn sie abgekühlt werden. Das kann die Muskelspannkraft dieser Organe verbessern. Sitzbäder sind sehr wirksam für die Stimulierung der Bewegung in den Hüftorganen. Die Anwendung ist bei Muskelschwächen wie zum Beispiel Blasenschwäche besonders nützlich.

Wenden Sie dies nicht während der Schwangerschaft oder wenn die Gefahr einer Blutung besteht, an.

Für diese Anwendung brauchen Sie:

- **eine normale Badewanne**
- **eine kleine Wanne (Babywanne oder Ähnliches)**

ACHTUNG: Sie können auch zwei kleine Wannen verwenden, falls keine Badewanne zur Verfügung steht.

Anleitung:

1. **Füllen Sie die Badewanne ca. 12,5 cm hoch mit heißem Wasser.**
2. **Füllen Sie die kleine Wanne ungefähr 12,5 cm hoch mit kaltem Wasser.**
3. **Setzen Sie sich mit angewinkelten Knien mehrere Minuten lang ins heiße Wasser und lassen Sie dabei mit den Händen ständig Wasser über den Unterleib rinnen.**
4. **Wechseln Sie die Wannen und setzen Sie sich nun mit angewinkelten Knien mehrere Minuten lang ins kalte Wasser; lassen Sie dabei mit den Händen ständig Wasser über den Unterleib rinnen.**

5. **Wiederholen Sie diesen Vorgang drei bis vier Mal. Das letzte Wechselbad muss kalt sein.**
6. **Trocknen Sie sich mit einem Handtuch ab oder rubbeln Sie sich mit den Händen trocken, wenn Sie noch mehr Bewegung bewirken wollen.**

Es geschieht häufig, dass Darm oder Blase sich nach dieser Anwendung leeren müssen. Das ist die Folge der im Körpersystem entstandenen Bewegung.

Diese Anwendung ist bei Organ-Vorfällen sehr wirksam, da die wechselnden heißen und kalten Temperaturen die Muskeln trainieren, indem sie sie abwechselnd entspannen und zusammenziehen. Die Anwendung unterstützt die Muskelbildung und hält die Organe dadurch in ihrer richtigen Position. Sie hilft auch gegen eine verhärtete Prostata, denn die heißen und kalten Temperaturen stimulieren den Fluss im Blut und in der Lymphe und unterstützen die Auflösung der Stockung, die zu der Verhärtung beiträgt.

Bäder mit Bittersalz

Diese Anwendung konzentriert sich auf die Haut als Ausscheidungsweg. Die Haut ist das größte Ausscheidungsorgan und kann als wertvolle Passage dienen, über die Toxizität ausgeschieden wird, vor allem wenn die anderen Ausscheidungsorgane Störungen aufweisen. Bittersalz zieht Giftstoffe und Säure (vor allem Harnsäure) an. Als Resultat zieht das Baden in einer konzentrierten Lösung aus Bittersalz Giftstoffe über die Haut aus dem Körper in die Salzlösung.

Interessanterweise wurde Bittersalz ursprünglich angewendet, um Eiterpusteln reifen zu lassen. Das zeigt deutlich die Anziehungskraft zwischen dem Bittersalz und Giftstoffen. Das Bad an sich heizt den Körper auf, der die Zellhäutchen öffnet, um Toxizität freizusetzen. Gleichzeitig verdünnt es die Lymphflüssigkeit und befähigt sie so, bei der extra Arbeitslast zu helfen. Und es bringt das Blut dazu, an die Oberfläche der Haut zu strömen. Eine Kombination von Bittersalzen und einem heißen Bad kann viel Bewegung im Körper erreichen, um Giftstoffe zu entfernen.

Da Bittersalz ein schwefelsaures Salz ist, hat es noch einen weiteren starken Nutzen. Wir müssen den Schwefel, den wir durch unsere Nahrung aufnehmen im Körper, in schwefelsaures Salz umwandeln. Bei bestimmten Erkrankungen – vor allem bei Fällen von Autismus – findet diese Umwandlung nicht statt.

Magnesium in Form von Bittersalz wirkt stark beruhigend. Das simple Beimischen von Bittersalzen ins Badewasser kann einen erstaunlich beruhigenden Effekt auf Körper und Psyche haben. Es lässt sich vor allem bei Kindern und Jugendlichen, die unter Autismus oder Verhaltensstörungen leiden, wirksam anwenden.

Diese Anwendung ist für jeden sinnvoll, der sich einem Entgiftungsprogramm unterzieht oder Schwierigkeiten bei der Vollendung seines täglichen Ausscheidungsprozesses hat. Es eignet sich besonders zur Linderung von Schmerzen in den Muskeln oder Gelenken und lässt sich daher nach einer schweren Anstrengung oder bei Symptomen wie z.B. Arthritis einsetzen. Bitte beachten Sie, dass es nicht während der Schwangerschaft oder Menstruation angewendet werden sollte, und auch nicht bei hohem Blutdruck oder wenn die Gefahr einer Blutung besteht. Jeden Monat drei Mal ein Bad mit Bittersalz pro Woche zu nehmen ist ein hervorragendes Mittel, um sicherzustellen, dass der Körper in der dunkleren und stockenderen Winterzeit in Bewegung bleibt und Toxizität ausscheidet.

Für diese Anwendung brauchen Sie:

- **eine normale Badewanne**
- **1 kg Bittersalz**

Anleitung:

1. **Schütten Sie das Bittersalz in eine leere Badewanne.**
2. **Füllen Sie die Wanne mit warmem Wasser und bewegen Sie das Salz, um es möglichst gut aufzulösen. Das Badewasser sollte je nach benötigter Behandlungsintensität warm bis heiß sein. Wenn Sie heiß baden, vergessen Sie nicht, den Kopf in ein kühles nasses Tuch zu wickeln.**
3. **Legen Sie sich 20 Minuten ins Badewasser (der Toleranzlevel ist bei jedem anders, gehen Sie also davon aus, wie Sie sich**

fühlen). Verwenden Sie keine Seife und mischen Sie das Wasser mit keiner weiteren Substanz, da das den Prozess des Herausziehens von Giftstoffen beeinträchtigen kann.

4. **Wenn Sie Ihr Limit erreicht haben (oder 20 min. vergangen sind), können Sie nach Belieben eines der folgenden Dinge tun:**

- **Fügen Sie dem Bad kaltes Wasser zu, um die Temperatur zu senken und den Körper dazu zu bringen, latente Hitze zu mobilisieren.**
- **Duschen Sie kalt, um den Körper zu ermutigen, latente Hitze zu mobilisieren.**
- **Trocknen Sie sich rasch ab. Gehen Sie anschließend gleich ins Bett und schwitzen Sie weiter, um den Lymphfluss und die Ausscheidung von Giftstoffen über die Haut zu unterstützen.**

ACHTUNG: Wenn Bittersalz bei Kindern angewendet wird, sollte die Badetemperatur nur warm sein und das Kind sollte nach dem Bad normal abgetrocknet werden. Diese Anwendung eignet sich ausgezeichnet bei Kindern vor dem Schlafengehen.

Nach der Anwendung fühlen sich manche etwas schwach und müde; sie müssen ruhen. Nach einem guten Schlaf, in dem der Körper die eingeleitete Ausscheidung zu Ende geführt hat, fühlen sich die meisten sehr erfrischt und klar.

Fussbäder und Fusswickel

Auch wenn Fußbäder eine weniger dramatische Wirkung auf den Körper haben als die Vollbad-Anwendungen, konzentrieren sie die Aktivität auf eine starke Ausscheidungsfläche, nämlich die Fußsohlen. Dieser sanftere Effekt kann sehr sinnvoll bei Menschen sein, die den Heilungsprozess zuerst langsam angehen müssen. Statt den ganzen Körper dem Vollbad auszusetzen, das eine Menge an Veränderungen bewirkt, können Sie die Dinge langsam in Bewegung setzen, indem Sie verschiedene Fußbäder einsetzen. Diese Anwendung ist auch nützlich, wenn Sie keine Badewanne haben oder sich wegen einer körperlichen Behinderung in keine

Wanne setzen können. Diese Anwendung lässt sich von einem bequemen Sessel aus einfach durchführen.

Senffußbad

Wie bei den Vollbädern zielt das Senffußbad darauf ab, eine künstliche Temperatur im Körper hervorzurufen. Die Temperatur verdünnt die Körperflüssigkeiten, schafft Bewegung und bringt den Körper dazu, zu schwitzen und sich über die Haut zu entgiften. Die Anwendung ist ideal, wenn Sie langsam damit anfangen wollen, Bewegung im Körper zu erreichen. Da die Wirkungen mild und die Veränderungen langsam sind, ist es ein einfaches Mittel, Toxine aus dem Körper zu schwemmen, ohne ihn zu überstrapazieren. Die Anwendung ist ideal vor dem Zubettgehen.

Für diese Anwendung brauchen Sie:

- **eine Fußwanne (oder eine große Waschschüssel)**
- **Senf in Pulverform, also gemahlen**
- **eine Decke**

Anleitung:

1. **Geben Sie einen gehäuften Dessertlöffel Senfpulver in die Fußwanne.**
2. **Füllen Sie warmes Wasser in die Schüssel. Das Wasser sollte eine angenehme Temperatur haben.**
3. **Stellen Sie die Füße in die Fußwanne, um Ihre Körpertemperatur zu steigern und den Entgiftungsprozess zu beginnen.**
4. **Wenn möglich, sollten Sie Ihren ganzen Körper – einschließlich Kopf – in eine Decke einhüllen, da dies die Entstehung eines künstlichen Fiebers für die Reinigung begünstigt.**
5. **Wenden Sie das Fußbad 15-20 min. an (oder kürzer, wenn Sie das Gefühl haben, dass es genug ist).**
6. **Trocknen Sie sich sofort nach der Beendigung des Fußbades die Füße und gehen Sie anschließend gleich ins Bett, um die Vollendung des Ausscheidungsprozesses zu unterstützen.**

Fußbad mit Bittersalz

Diese Anwendung ist eine mildere und sanftere Variante des Vollbads mit Bittersalz. Sie zieht Giftstoffe über die Haut heraus und wirkt außerdem sehr beruhigend. Wie das Senffußbad eignet sie sich ideal vor dem Schlafengehen.

Für diese Anwendung brauchen Sie:

- **eine Fußwanne oder Waschschüssel**
- **Bittersalz**
- **eine warme Decke**

Anleitung:

1. **Geben Sie 4 Esslöffel Bittersalz in die Fußwanne.**
2. **Füllen Sie die Wanne mit heißem Wasser von angenehmer Temperatur.**
3. **Stellen Sie die Füße in die Wanne, um Ihre Körpertemperatur zu steigern und den Entgiftungsprozess zu beginnen.**
4. **Hüllen Sie möglichst den ganzen Körper – einschließlich Kopf – in eine Decke ein, da dies die Entstehung eines künstlichen Fiebers für die Reinigung begünstigt.**
5. **Wenden Sie das Fußbad 15-20 min. an (oder kürzer, wenn Sie das Gefühl haben, dass es genug ist).**
6. **Trocknen Sie sich sofort nach der Beendigung des Fußbades die Füße und gehen Sie anschließend gleich ins Bett, um die Vollendung des Ausscheidungsprozesses zu unterstützen.**

Kaltes Fußbad

Diese Anwendung zieht das Blut hinunter in die Füße, während der Körper versucht, sie zu wärmen und das Temperaturgleichgewicht im Körper wiederherzustellen. Als Folge davon verliert der restliche Körper (vor allem der Kopf) an Wärme.

Die Anwendung erfüllt zwei Zwecke hervorragend. Erstens hilft sie bei Fieber, wenn Sie die Kopftemperatur senken möchten. Zweitens ist sie sehr wirksam, wenn Ihr Gehirn beim Einschlafen zu aktiv ist. Darunter leiden viele, vor allem, wenn sie eine stressige Tagesroutine haben. Die Anwendung zieht das Blut vom Kopf ab und gibt dem Gehirn Raum, sich zu entspannen, so dass ein erholsamer Schlaf einsetzen kann.

Für diese Anwendung brauchen Sie:

- **ein Paar Baumwollsocken**
- **ein Paar Wollsocken**

Anleitung:

1. **Weichen Sie die Baumwollsocken in kaltem Wasser ein und wringen Sie sie aus, bis sie nur noch feucht sind.**
2. **Legen Sie sie für 5-10 min. in die Tiefkühltruhe.**
3. **Nehmen Sie sie aus der Tiefkühltruhe und ziehen Sie sie über Ihre Füße.**
4. **Ziehen Sie die warmen Wollsocken darüber.**
5. **Gehen Sie zu Bett und ruhen Sie.**

Rizinusöl

Die heilenden Eigenschaften von Rizinusöl waren schon im Altertum unter dem Namen *Palma Christi* (›Handfläche Christi‹) bekannt. Edgar Cayce wendete bei der Behandlung von Patienten Rizinusöl in den verschiedensten Techniken an.

Eine vollständige Erklärung dafür, warum Rizinusöl so starke Heileigenschaften besitzt, lässt sich nicht so einfach finden, doch es gibt umfangreiche Schriften über seine Wirkungen. Es ist bekannt dafür, weißes Licht auszuströmen, das wie gewöhnliches Tageslicht alle Wellenlängen des sichtbaren Spektrums in gleicher Intensität enthält. Dieses weiße Licht durchdringt die Zelle, gibt ihr die Energie, Bewegung zu unterstützen, und verringert dadurch die Stockung. Außerdem ist bekannt, dass die menschliche Zelle ihr eigenes messbares Licht in Form von Biophotonen aus ihrer DNS-Helix produziert. Nach meiner Vermutung fördern Rizinusölpackungen die Produktion dieses Zellenlichts, das der Körper als Heilenergie nutzen kann.

Die Rizinusölpackung ist vermutlich die ultimative Anwendung, um Energie in einen Bereich des Körpers zu bringen, der sich abmüht, eine

Stockung aufzulösen. Sie ist eine so vielseitige Anwendung, dass sie in jedem Zustand wirksam ist – mit Ausnahme von hohem Blutdruck, während der Schwangerschaft oder Menstruation oder wenn das Risiko einer Blutung besteht.

Für die Anwendung von Rizinusölpackungen gibt es eine dauerhafte Regel, die bei jedem Zustand eingehalten werden sollte: *Ganz egal, wo die problematische Stelle auch sein mag – Sie sollten immer zuerst eine Rizinusölpackung auf der Leber machen*. Das stellt sicher, dass dieser Hauptausscheidungsweg offen und bereit ist, Giftstoffe zu empfangen, wenn sie von der gestörten Stelle freigesetzt werden. Sobald die Leber offen ist, können Sie eine Rizinusölpackung auf der Problemstelle anwenden, um die Stockung aufzulösen.

Für diese Anwendung brauchen Sie:

- **ein Stück Stoff aus ungebleichter, gebürsteter Baumwolle oder Wolle mit den Maßen 67 x 30 cm**
- **eine Flasche Bio-Rizinusöl**
- **eine Rolle Plastikfolie oder Ähnliches**
- **eine Wärmflasche**

Anleitung:

1. **Falten Sie das Stück ungebleichte Baumwolle doppelt oder dreifach.**
2. **Legen Sie es auf eine flache abwaschbare Oberfläche.**
3. **Weichen Sie es mit soviel Rizinusöl ein, dass es durchtränkt ist, ohne zu tropfen.**
4. **Legen Sie das mit Öl getränkte Tuch auf die Leber.**
5. **Wickeln Sie Plastikfolie um das Tuch und Ihren Körper, damit das Tuch nicht verrutscht.**
6. **Ziehen Sie für den Fall, dass etwas Öl ausfließt, alte Kleidung an.**
7. **Legen Sie eine Wärmflasche auf die Leber und entspannen Sie sich eine Stunde lang (bei Fällen extremer Stockung kann es länger dauern).**

8. **Nach der Leberpackung können Sie den Vorgang wiederholen, indem Sie eine Rizinuspackung auf einer beliebigen anderen Körperstelle anwenden, die Ihnen Unbehagen oder Schmerzen bereitet.**

Rizinusölpackungen sind eine effektive Anwendung, die immer Bewegung im Körper verursacht. Sie sollten bei Menschen, die unter hohem Blutdruck leiden, mit Vorsicht angewendet werden. Lassen Sie die Packung im Zweifel anfangs nur 10 min. einwirken, um einschätzen zu können, wie Sie sich dabei fühlen. Aufgrund des Flusses, den die Anwendung bewirkt, kann es auch sinnvoll sein, anschließend eine weitere Anwendung (z.B. einen Einlauf) folgen zu lassen, um die Bewegung der Toxizität durch den Körper hindurch und aus ihm hinaus zu fördern.

Nach dieser Anwendung (und auch oft schon während ihr) entsteht meist ein Gefühl tiefer Entspannung. Schmerzen und Krämpfe beruhigen sich und vergehen meistens.

Die Häufigkeit von Rizinusölpackungen hängt von der jeweiligen Krankheitssituation ab, doch ich empfehle, sie selbst bei Extremfällen nicht öfter als an fünf Tagen pro Woche anzuwenden.

Organe, die besonders gut auf Rizinusölpackungen ansprechen, sind die Leber, der Darm, die Lunge (Packungen auf Brust und Rücken) sowie die Fortpflanzungsorgane, aber auch jede entzündete oder vergiftete Körperstelle wird darauf reagieren. Außerdem spricht auch das endokrine System mit seiner Verbindung zum Licht gut auf Rizinusölpackungen an. Sie auf Stellen wie zum Beispiel die Schilddrüse anzuwenden, kann daher sehr nützlich sein.

Wenn Rizinusölpackungen nach einer Operation verwendet werden, verhindern sie die Bildung von verhärtetem Narbengewebe und Wucherungen (die Packung sollte sobald wie möglich nach der Operation aufgelegt werden). Auch hilft sie, Schmerzen und Beschwerden durch altes Narbengewebe zu lindern.

In Fällen wie Bronchitis stimuliert die Rizinusölpackung auf der Lunge den Lymphfluss und die Klärung des verstopften Lungengewebes. Auch hier sollte zuerst die Leber mit einer Rizinusölpackung versorgt werden.

Einläufe

Ein Einlauf ist eine uralte Heilmethode und ein extrem wirkungsvolles Mittel, mit dem sich Veränderungen in der Psyche und im Körper herbeiführen lassen. Der Dickdarm bietet einen äußerst effizienten Weg, über den therapeutische Substanzen in den Körper eingeführt werden können, da es eine direkte Verbindung zwischen Dickdarm und Leber gibt. Immer wenn eine Substanz – wie Nahrung und Flüssigkeiten – in den Körper gelangt, muss sie vor der Verwertung als ›unschädlich‹ erkannt werden, damit das Immunsystem sie nicht angreift. Diese Identifizierung erfolgt in der Leber. Je schneller eine Substanz also in der Leber ankommt, umso rascher kann sie vom Körper verwertet werden. Eine große Ader – Pfortader genannt – verbindet den Dickdarm mit der Leber. Ein großer Teil der Nährstoffaufnahme aus der Nahrung findet im Dünndarm und im Dickdarm statt. Die Pfortader transportiert die Nährstoffe zur Leber. Alles, was den Dickdarm über einen Einlauf erreicht, wird also ebenso direkt absorbiert und über die Pfortader in die Leber befördert. Aus diesem Grund gehören Einläufe zu den potenziell effektivsten und schnellsten Mitteln, mit denen sich eine Veränderung in der Biochemie des Körpers erreichen lässt. Die spezielle Ausführung eines Einlaufs hängt von seiner therapeutischen Wirkung auf die Substanz aus, die verwendet wird.

Eine weitere Funktion des Dickdarms ist die Ausscheidung von Abfallstoffen aus dem Körper. Abfallstoffe werden über eine Reihe von kreisförmigen und spiralförmigen Muskelbewegungen durch den Dickdarm befördert. Ballaststoffe sind ein wichtiger Bestandteil der Ernährung, damit die Muskeln, die die Dickdarmwand umgeben, etwas zu tun haben. Eine Ernährung aus raffinierten und zu stark verarbeiteten Lebensmitteln, die nur wenig Faserstoffe enthalten, kann zu einer Abschwächung dieser Bewegungen führen. Möglicherweise wird das Essen dann nicht gründlich durch das System transportiert, verfängt sich in den kleinen Dickdarmnischen und bleibt an der Dickdarmwand hängen. Diese Nahrungsreste fangen dann an zu fermentieren und machen den Dickdarm dadurch äußerst toxisch. Die Giftstoffe werden daraufhin vom Körper wieder aufgenommen. Dies überschwemmt die Leber mit Toxizität, die sie nun versuchen muss, irgendwo im Körper unterzubringen. Das nennt sich ›Auto-Intoxikation‹ und bedeutet, dass der Körper sich selbst mit Toxinen vergiftet, weil er keinen wirksamen offenen Ausscheidungsweg hat. Das erste Anzeichen für diesen Zustand ist häufig Verstopfung. Auf ähnliche Weise wird Austrocknung im Dickdarm registriert, und wenn jemand sehr ausgetrocknet ist, können Probleme mit Verstopfung und der Reabsorbierung von Giftstoffen auftreten.

Regelmäßige tägliche Darmleerung ist ein Zeichen von stabiler Gesundheit, und Einläufe können dabei helfen, einen trägen Darm sauber zu halten und den Körper mit Flüssigkeit zu versorgen, während sich ein Reinigungs- und Heilprozess entfaltet. Immer wenn eine erhebliche Ausschüttung von Toxinen ins Blut und die Lymphflüssigkeit stattfindet, ist ein Einlauf das wirksamste Mittel, diese Toxine aus dem Körper zu befördern. Doch sobald Gesundheit und Gleichgewicht erreicht sind, sollten Einläufe nur noch zur Aufrechterhaltung der Gesundheit angewendet werden (d.h. einmal in der Woche oder im Monat).

Vielen Leuten widerstrebt es, Einläufe auszuprobieren, doch sie können ein äußerst effektives Mittel für die Beschleunigung des Heilungsprozesses darstellen und Verbesserungen auf körperlicher und psychischer Ebene bewirken.

ACHTUNG: Wenden Sie keine Einläufe bei der Senkung eines Organs in der Hüftgegend oder bei Hämorrhoidenbeschwerden an.

Wie man einen Einlauf durchführt

Für diese Anwendung brauchen Sie:

- **eine Einlauftüte oder ein Einlaufgefäß, die/das auf Schwerkraft basiert**
- **ein 1-Liter-Gefäß**
- **die Flüssigkeit, die für den Einlauf verwendet werden soll (abhängig von der Art des Einlaufs, *siehe unten*)**
- **ein Kopfkissen**
- **eine Unterlage, die den Boden vor austretender Flüssigkeit schützt (Handtuch oder Plastikunterlage)**
- **ein Gleitmittel (Rizinusöl eignet sich sehr gut)**
- **ein Haken, an dem man die Auslauftüte aufhängen kann**
- **eine Uhr**

Anleitung:

1. **Bereiten Sie die Einlaufflüssigkeit vor (wie unter den verschiedenen Arten von Einläufen beschrieben, *siehe unten*).**
2. **Hängen Sie das Einlaufgefäß am Haken auf, so dass die Unterseite ca. 1 Meter über der Stelle hängt, auf der Sie liegen werden.**
3. **Vergewissern Sie sich, dass der Hahn zugedreht ist. Füllen Sie dann die Einlaufflüssigkeit in das Gefäß.**
4. **Lassen Sie die Luft aus dem Schlauch entweichen, indem Sie eine kleine Menge Flüssigkeit hindurch laufen lassen.**
5. **Reiben Sie das Rektum mit dem Gleitmittel ein.**
6. **Legen Sie den Boden mit der Schutzunterlage aus und legen Sie sich dann mit angezogenen Knien auf den Rücken oder – falls Sie diese Position bevorzugen – legen Sie sich auf die rechte Seite. Das Kissen können Sie als Kopfstütze verwenden.**
7. **Führen Sie den Schlauch in das Rektum ein. (Für manche Einlaufgefäße werden zwei verschieden große Düsen mitgeliefert. Verwenden Sie nur die kleinere Düse – die größere ist für Vaginalduschen vorgesehen.)**
8. **Öffnen Sie den Hahn und lassen Sie die Flüssigkeit vorsichtig in die Analöffnung einfließen. Massieren Sie Ihren Unterleib, während die Flüssigkeit einläuft.**
9. **Schließen Sie den Hahn und entfernen Sie die Düse vom Rektum, wenn die ganze Flüssigkeit in den Darm geleert worden ist.**
10. **Halten Sie die Flüssigkeit für die vorgesehene Dauer im Darm (wie unter den spezifischen Einlauftypen beschrieben, *siehe unten*). Falls unangenehme Nebenwirkungen wie z.B. Luftdruckschmerzen auftreten, massieren Sie den Unterleib, bis die Beschwerden abgeklungen sind.**
11. **Gehen Sie nach Beendigung des Einlaufs auf die Toilette, um die Einlaufflüssigkeit aus dem Darm zu entleeren.**

Anmerkung:

- **Vor der Anwendung anderer Einläufe könnte ein Wassereinlauf ratsam sein, um den Darm als vorbereitendes Mittel zu reinigen.**
- **Wenn es Ihnen schwer fällt, den Einlauf im Darm zu halten, sollten Sie die Menge der Flüssigkeit und/oder die Dauer des Einlaufs reduzieren.**
- **Einläufe lassen sich oft leichter durchführen, wenn Sie in warmem Badewasser liegen, da sich die Unterleibsmuskeln entspannen.**
- **Es ist nicht ratsam, einen Einlauf durchzuführen, während man Hunger hat.**
- **Es ist nicht ratsam, anregende Einläufe (z.B. einen Kaffee-Einlauf) vor dem Schlafengehen durchzuführen.**

Wassereinläufe

Wenn Sie noch nie einen Einlauf gemacht haben, eignet sich als Einstieg ein Wassereinlauf vermutlich am besten. Er führt ca. 1 Liter Wasser in den Dickdarm. Das hat eine Reihe von positiven Wirkungen. Es schafft Bewegung im Dickdarm und regt ihn an, abgelagerten Stuhl auszuscheiden. Außerdem stimuliert es die Reflexpunkte im Dickdarm. Diese Punkte verbinden den Dickdarm mit allen anderen Körperteilen. Die Stimulierung dieser Reflexe bewirkt die Auflösung von Stockungen an Körperstellen, die mit diesen Reflexen verbunden sind. Die Bewegung im Dickdarm regt gleichzeitig auch die Bewegung und Freisetzung von Schleim im Lymphsystem an. Außerdem wird ein Teil des Wassers, das im Dickdarm gehalten wird, vom Körper absorbiert und unterstützt so rasch die Verbesserung des Flüssigkeitslevels.

Wassereinläufe lassen sich immer dann anwenden, wenn der Stuhlgang Verstopfung zeigt oder wenn das Lymphsystem Anzeichen einer Stockung (wie beispielsweise eine Erkältung oder Grippe aufweist. Sie können auch dann sinnvoll sein, wenn die Aufrechterhaltung des Flusses und die Freisetzung von Toxizität während eines Reinigungsprogramms unterstützt werden soll oder wenn Sie die Flüssigkeitszufuhr des Körpers (zum Beispiel nach einem langen Flug) schnell verbessern möchten.

Nach einem Wassereinlauf fühlen sich viele leicht und erfrischt. Manchmal kann Schwindelgefühl auftreten. In diesem Fall muss man sich ausruhen. Gelegentlich wird der Dickdarm das gesamte Wasser einbehalten, wenn der Körper sehr ausgetrocknet ist. In diesem Fall findet keine Entleerung statt.

Anleitung:

1. **Wärmen Sie 1 Liter gefiltertes Wasser auf Körpertemperatur auf. (Es sollte Körpertemperatur haben, denn wenn es zu warm ist, betäubt es den Darm, und wenn es zu kühl ist, regt es ihn an.)**
2. **Folgen Sie den Anweisungen 2-11 in ›Wie man einen Einlauf durchführt‹.**
3. **Halten Sie das Wasser 10-15 min. im Darm.**

Dreifacher Wassereinlauf

Die Anwendung von drei Wassereinläufen hintereinander verstärkt die Wirkung stark. Diese Anwendung ist ideal, wenn sich eine Erkältung, Grippe, Halsentzündung oder Sinus-Verstopfung ankündigt, da sie das Lymphsystem besonders stark anregt. Häufig sorgt diese extra Stimulierung dafür, dass der Körper kein ausgewachsenes Fieber produzieren muss, um den Lymphfluss zu verdünnen.

Nach Vollendung dieser Anwendung fühlt man sich oft ziemlich müde und ausgelaugt. Es ist daher empfehlenswert, sie am Ende des Tages durchzuführen, da Sie dann ins Bett gehen und ruhen können.

Wenn Sie zu Winteranfang von Sinusproblemen und einem verstopften Kopf geplagt werden, ist es sinnvoll, innerhalb von 36 Stunden drei Mal einen dreifachen Wassereinlauf zu machen. Häufig verringert das die Verstopfung, die sich sonst bis zum Frühjahr fortsetzen kann.

Anleitung:

1. **Wärmen Sie 1 Liter gefiltertes Wasser auf Körpertemperatur auf.**
2. **Folgen Sie den Anweisungen 2-9 in ›Wie man einen Einlauf durchführt‹.**

3. **Massieren Sie, sobald das gesamte Wasser in den Darm geleert worden ist, den Dickdarm und geben Sie das Wasser anschließend wieder ab.**
4. **Wiederholen Sie diesen Vorgang noch zwei Mal (also insgesamt 3 Mal).**
5. **Falls erwünscht, kann der letzte Wassereinlauf 10-15 min. im Darm gehalten werden.**

Aloe-Vera-Einlauf

Der Wasseranteil dieses Einlaufs bewirkt dasselbe wie beim Wassereinlauf. Aloe Vera schenkt Feuchtigkeit und beruhigt. Als Zusatz zu einem Wassereinlauf hat es daher einen entzündungshemmenden Effekt auf die Schleimhaut des Dickdarms. Dadurch eignet es sich perfekt zur Behandlung einer Entzündung im Verdauungssystem.

Die meisten Menschen fühlen sich nach dieser Anwendung frisch und entspannt; häufig wirkt sie auch sehr positiv auf die Haut und lässt sie weicher werden.

Anleitung:

1. **Wärmen Sie 1 Liter gefiltertes Wasser auf Körpertemperatur auf.**
2. **Fügen Sie je nach erwünschter Intensität zwischen 1 und 10 EL Aloe-Vera-Saft hinzu. Befolgen Sie die Anweisungen 2-11 in ›Wie man einen Einlauf durchführt‹.**
3. **Halten Sie die Aloe-Vera-Mischung 25 min. lang im Darm und massieren Sie dabei gründlich den Dickdarm.**

Kaffee-Einlauf

Ein Kaffee-Einlauf ist vielleicht das stärkste Entgiftungsmittel für die Leber, das es gibt. Es wirkt auf einzigartige Weise und ist äußerst nützlich, wenn schon mit einem Reinigungsprogramm begonnen wurde. Der pharmakologisch aktive Anteil des Kaffees wird von der Hämorrhoidalvene im Dickdarm absorbiert und über das Pfortensystem direkt in die Leber geleitet. Wenn der Kaffee dort ankommt, bringt er die Leber dazu, sich zusammenzuziehen und ihre toxische Galle durch den gewöhnlichen Gallentrakt in den Zwölffingerdarm und anschließend durch den Rest des

Verdauungstrakts auszuscheiden. Diese Kontraktion hat eine reinigende Wirkung auf die Leber und verbessert ihren Zustand deutlich, so dass sie sie ihre Aufgabe des Entgiftens fortsetzen kann.

Da Kaffee-Einläufe die Fähigkeit der Leber stärken, den Körper zu entgiften, reduzieren sie das Risiko einer Überschwemmung mit Giftstoffen, die eine Auto-Intoxikation auslösen würde. Auch lassen sie sich bei einem akuten Leberproblem (wie z.B. Migräne) einsetzen, um die Leber von einer Stockung zu befreien und eine rasche Lösung herbeizuführen.

Nach der Durchführung dieser Anwendung fühlen sich viele körperlich und psychisch deutlich anders. Häufig fühlen sie sich klar, und sämtliche Schmerzen und Beschwerden sind gelindert. Auch fühlen sie sich weniger vergiftet. Sie sehen und denken dadurch klarer, und ihr psychischer Zustand hat sich verbessert. Häufig verschwindet Übelkeit, falls sie vor der Anwendung bestanden hat.

Kaffee-Einläufe können sinnvoll sein, wenn man beispielsweise am Abend davor eine Rizinusölpackung angewendet hat und den Fluss der freigesetzten Giftstoffe vorantreiben will. Jahrzehntelang wurden sie in der Gerson-Krebstherapie wegen ihrer Fähigkeit, das Ausscheiden von Toxizität bei der Tumorauflösung zu unterstützen, angewendet.

Sie müssen bei dieser Anwendung *starke Vorsicht* walten lassen, da sie eine Anwendung ist, die sehr leicht falsch verstanden werden kann. Kaffee-Einläufe verursachen einen gewissen Verlust an Elektrolyten (Kalzium, Magnesium, Natrium und Kalium), was in manchen Fällen zu körperlichem Stress führen kann. Wenn sie zu häufig oder im falschen Zustand angewendet werden, können sie aufgrund des Urin treibenden Zusatzes Stress in den Nieren und Nebennieren auslösen. Ich empfehle deshalb immer, sie nur innerhalb eines medizinisch überwachten Heilprogramms anzuwenden.

Anleitung:

1. **Geben Sie 1 gehäuften EL grob gemahlenen Kaffee aus biologischem Anbau in einen Topf, der nicht aus Aluminium besteht. (Die Menge kann reduziert werden, um einen sanfteren Effekt zu erreichen.)**
2. **Füllen Sie 0,25 l gefiltertes Wasser in den Topf und bringen Sie es zum Kochen.**

3. **Verringern Sie die Hitze und lassen Sie die Flüssigkeit 15 min. lang im unbedeckten Topf köcheln.**
4. **Gießen Sie die Flüssigkeit durch ein Sieb in einen 1-Liter-Behälter.**
5. **Füllen Sie den Behälter mit gefiltertem Wasser bis zur erforderlichen Menge (0,5-1 l) auf. Vergewissern Sie sich, dass die Flüssigkeit Körpertemperatur hat.**
6. **Befolgen Sie die Anweisungen 2-11 in ›Wie man einen Einlauf durchführt‹.**
7. **Halten Sie die Flüssigkeit 15-20 min. lang im Darm.**

Cholinbitartrat-Einlauf

Es ist nicht ganz klar, wie Cholinbitartrat (ein Vitamin B) wirkt, wenn es in Form eines Einlaufs zugeführt wird, doch in der Praxis scheint es die Lebereffizienz zu erhöhen. Diese Anwendung eignet sich besonders bei Übelkeit. Sie lässt sich auch als Alternative verwenden, wenn ein Kaffee-Einlauf nicht angewendet werden sollte (z.B. bei einem sehr ausgetrockneten Patienten, bei dem der Verlust von Elektrolyten Probleme verursachen könnte). Cholinbitartrat wirkt sich milder als ein Kaffee-Einlauf auf die Nieren und Nebennieren aus. Es ist daher ein sinnvolles Mittel, wenn diese Stellen unterstützt werden müssen.

Nach dieser Anwendung fühlen sich die Menschen meist ganz klar. Sie kann sich bei wiederholter Nierenentzündung als nützlich erweisen, um ein intensives Übelkeitsgefühl ohne Strapazierung der Nieren und Nebennieren wirksam zu mildern.

Anleitung:

1. **Lösen Sie (je nach erforderlicher Intensität) zwischen 1 gestrichenen TL und 2 gehäuften EL Cholinbitartrat in einem Wassereinlauf auf.**
2. **Befolgen Sie die Anweisungen 2-11 in ›Wie man einen Einlauf durchführt‹.**
3. **Halten Sie die Flüssigkeit 15-20 min. lang im Darm.**

Kamillen-Einlauf

Kamillentee ist ein sanftes Schlafmittel. Wenn er einem Wassereinlauf beigemischt wird, wird er (wie ein Kaffee-Einlauf) über die Hämorrhoidalvene absorbiert. Er fließt über das Pfortensystem in die Leber und hat eine beruhigende Wirkung auf sie und den restlichen Körper (also den entgegengesetzten Effekt eines Kaffee-Einlaufs). Daher wird er angewendet, um Leber, Körper und Psyche zu beruhigen.

Nach dieser Anwendung fühlen sich die meisten völlig entspannt, vor allem im Verdauungstrakt. Es ist äußerst nützlich, diesen Einlauf abends vor dem Schlafengehen anzuwenden, da er einen ruhigen Schlaf fördert.

Anleitung:

1. **Geben Sie einen gehäuften Dessertlöffel Kamillenblüten aus biologischem Anbau in eine Teekanne und gießen Sie kochendes Wasser darüber.**
2. **Lassen Sie den Tee 20-30 min. ziehen.**
3. **Gießen Sie ihn anschließend durch ein Sieb in ein 1-Liter-Gefäß.**
4. **Füllen Sie das Gefäß mit 0,5-1 Liter gefiltertes Wasser auf. Vergewissern Sie sich, dass die Flüssigkeit Körpertemperatur hat.**
5. **Befolgen Sie die Anweisungen 2-11 in ›Wie man einen Einlauf durchführt‹.**
6. **Halten Sie die Flüssigkeit 15-30 min. lang im Darm.**

Magnesium-Einlauf

Magnesium entspannt die Muskeln und hat eine allgemeine beruhigende Wirkung auf Körper und Psyche. Dies macht einen Magnesium-Einlauf bei einem Muskelkrampf (wie z.B. akuten Rückenschmerzen), beim Einsetzen von Migräne, wenn die frühen Symptome Nacken- und Schulteranspannung sind, und zur Linderung von Krämpfen beim Einsetzen der Menstruation sinnvoll. Auch wirkt er gegen Muskelschmerzen nach sportlichen Aktivitäten.

Nach dieser Anwendung überkommt viele Menschen im ganzen Körper ein Gefühl der Ruhe. Sehr oft verschwinden Schmerzen oder Krämpfe.

Anleitung:

1. **Lösen Sie 1-3 Kapseln Magnesiumzitrat (à 100 mg Magnesiumanteil pro Kapsel) durch Umrühren in einer Tasse auf, in die Sie heißes Wasser gießen. Das Magnesium löst sich nicht vollständig auf, es wird daher ein Pulverrest auf der Wasseroberfläche schwimmen.**
2. **Gießen Sie die Magnesiumlösung in ein 1-Liter-Gefäß und füllen Sie es mit 0,5-1 Liter gefiltertes Wasser auf. Vergewissern Sie sich, dass die Flüssigkeit Körpertemperatur hat.**
3. **Befolgen Sie die Anweisungen 2-11 in ›Wie man einen Einlauf durchführt‹.**
4. **Halten Sie die Flüssigkeit 15-30 min. lang im Darm.**

Leinsamentee-Einlauf

Dieser Einlauf wirkt unglaublich beruhigend und eignet sich deswegen für jede Art von entzündlicher Darmkrankheit wie Kolitis oder Morbus Crohn. Auch fördert er wunderbar die Flüssigkeitszufuhr in den Dickdarm, was Angst vertreibt, und hilft, den Blutzucker zu stabilisieren.

Die Zubereitung von Leinsamentee:

- **Geben Sie 2 EL Leinsamen in einen großen Topf, der nicht aus Aluminium besteht.**
- **Fügen Sie 1 Liter Wasser hinzu und bringen Sie das Wasser zum Kochen.**
- **Nehmen Sie es von der Herdplatte, sobald es kocht, und decken Sie den Topf ab.**
- **Lassen Sie die Mixtur mindestens 12 Stunden oder über Nacht ziehen.**
- **Stellen Sie den Topf wieder auf die Herdplatte und lassen Sie den Tee 1 Stunde bei offenem Topf leicht sieden.**

- **Gießen Sie den Tee anschließend unverzüglich durch ein Sieb. Die Samen können Sie wegschütten.**
- **Die dicke Flüssigkeit lässt sich im Kühlschrank aufbewahren, wenn sie nicht sofort verwendet wird.**

Anleitung:

1. **Mischen Sie den Leinsamentee mit warmem Wasser, so dass die Mischung Körpertemperatur und eine Konsistenz hat, mit der sie problemlos durch den Schlauch eines Einlaufs fließt.**
2. **Befolgen Sie die Anweisungen 2-11 in ›Wie man einen Einlauf durchführt‹ (*S. 185-187*).**
3. **Halten Sie die Flüssigkeit 15-20 min. lang im Darm.**

Leinsamenöl-Einlauf

Leinsamenöl-Einläufe fördern sehr viel Photonen und elektronische Aktivität im Körper. Diese Anwendung kann am Anfang eines Heilungsprogramms nützlich sein, um dem Körper mehr Licht und Elektronen zuzuführen. Dr. Johanna Budwig hätte diesen Einlauf als Erstes verschrieben. Er lässt sich in Situationen anwenden, in denen jemand Öle aufgrund von Verdauungsstörungen nicht oral aufnehmen kann oder Öle nicht verwerten kann (z.B. bei Menschen mit ME). Auch in energiestarken Zeiten (z.B. bei der Tagundnachtgleiche) ist er sinnvoll, um ihre Wirkungen zu maximieren.

Nach dieser Anwendung erleben die meisten ein sehr starkes Gefühl der Ruhe und Verbundenheit. Sie ist sehr effektiv und wird daher gewöhnlich nur gelegentlich verwendet, z.B. einmal im Monat oder im Jahr.

Anleitung:

1. **Wärmen Sie eine Flasche (250-500 ml Bio-Leinsamenöl auf Körpertemperatur auf, indem Sie sie in warmes Wasser stellen.**
2. **Befolgen Sie die Anweisungen 2-11 in ›Wie man einen Einlauf durchführt‹.**

3. **Halten Sie das Leinsamenöl 60 Minuten im Darm.**
4. **Lassen Sie auf den Leinsamenöl-Einlauf einen Wassereinlauf folgen, um das Öl aus dem Dickdarm zu spülen.**
5. **Lassen Sie anschließend heißes Seifenwasser durch das Einlaufgefäß laufen, um Ölreste zu entfernen.**

Leinsamenöl-Implantat (Mini-Einlauf)

Ein Leinsamenöl-Implantat wirkt ähnlich wie die vorausgehende Anwendung, dies jedoch über einen längeren Zeitraum. Wie der Leinsamenöl-Einlauf kann er nützlich sein, wenn jemand Öle aufgrund von Verdauungsstörungen nicht oral aufnehmen kann oder Öle nicht effektiv verwerten kann. Auch in energiestarken Zeiten (z.B. bei der Tagundnachtgleiche) ist es sinnvoll.

Nach dieser Anwendung und einem gesunden Schlaf fühlen sich die meisten ganz ruhig, so als hätte das gesamte Nervensystem davon profitiert.

Für diese Anwendung brauchen Sie:

- **eine Implantatpipette**
- **15-60 ml Leinsamenöl aus biologischem Anbau**

Anleitung:

- **Erwärmen Sie die benötigte Menge Leinsamenöl auf Körpertemperatur, indem Sie die Ölflasche in ein Gefäß aus warmem Wasser stellen.**
- **Ziehen Sie das warme Öl in der Pipette auf.**
- **Reiben Sie die Analgegend mit einem Gleitmittel aus.**
- **Fügen Sie die Pipettendüse ein und drücken Sie auf die Pipettenpumpe, so dass das Öl ins Rektum fließt. Stellen Sie sicher, die Pumpe ununterbrochen zu drücken, bis das ganze Öl eingeführt und die Pipette entfernt worden ist.**
- **Ideal ist es, das Öl über Nacht im Darm zu halten.**

Darmspülungen (Clysmatics)

Clysmatics wurden von Birger Ledin, einem der ursprünglichen schwedischen Naturheilpraktiker, entwickelt und werden seit über 70 Jahren problemlos in Kliniken, Krankenhäusern und zuhause angewendet. In Schweden sind Clysmatics eine anerkannte medizinische Heilmethode, die leicht anzuwenden ist. Das Gerät passt in die Toilettenschüssel, so dass die ganze Anwendung durchgeführt werden kann, während man auf der Toilette sitzt. Sie schwächt die natürlichen Darmentleerungsreflexe nicht. Da die Flüssigkeit nur unter dem Druck der Schwerkraft eingeführt wird, ist die Methode weitaus sanfter als eine Colon-Hydrotherapie (*siehe nächste Anwendung*). Das Zubehör lässt sich einfach verstauen, so dass Clysmatics diskret angewendet werden können.

Clysmatics drücken einen Wasserstrahl, der nur einen leichten Druck hat, in den Dickdarm, der sich aufbauen lässt, bis ein starker Drang entsteht, den Darm zu leeren. Sobald der Darm leer ist, füllt sich der Dickdarm wieder mit Wasser, bis der Druck wieder zu groß ist. Dieser Vorgang wird mehrmals wiederholt. Das einzigartige Design des Clysmatic-Geräts ermöglicht es der Pipettendüse, im Rektum zu bleiben, während sich der Darm entleert. Das Design schützt das saubere Wasser, das noch nicht in das Rektum eingeflossen ist, durch ein einseitiges Ventil vor dem entleerten Wasser. Dadurch kann die Anwendung zu Ende gebracht werden, ohne dass die Düse neu eingeführt werden muss.

Der konstante Wasserstrom in den Dickdarm und aus ihm hinaus entfernt Schleim und Stuhl. Der Hauptzweck der Anwendung ist jedoch, alle Reflexe im Dickdarm anzuregen. Diese Stimulierung ähnelt einer internen Massage und kann Bewegung in allen Körperteilen bewirken und freisetzen.

Die Anwendung kann bei Dauerverstopfung von großem Nutzen sein, da sie hilft, den Darm zu säubern und die Muskeln zu stärken und auf diese Weise den Darmtrakt neu erzieht. Sie ist auch während eines Reinigungsprogramms sinnvoll, um die Freisetzung aus tiefem Gewebe zu stimulieren, und bei stagnierendem Lymphfluss (z.B. einer Erkältung, Grippe oder Halsentzündung).

Nach dieser Anwendung erleben manche ein Schwindelgefühl. In diesem Fall ist es empfehlenswert, sich auszuruhen.

Für die Anwendung brauchen Sie:

- **1 Darmspülgerät (Clysmatic)**
- **5-8 l gefiltertes Wasser**

Anleitung:

1. **Bauen Sie das Gerät nach Gebrauchsanweisung auf.**
2. **Füllen Sie das Gefäß mit 5-8 l Wasser von Körpertemperatur.**
3. **Reiben Sie das Rektum mit einem Gleitmittel ein.**
4. **Setzen Sie sich auf die Düse.**
5. **Öffnen Sie den Hahn, damit das Wasser durchfließen kann.**
6. **Spannen Sie den Analmuskel an, während Wasser in den Darm fließt, damit sich der Dickdarm füllen kann.**
7. **Entspannen Sie den Analmuskel zur Entleerung des Darms, wenn der Druck im Dickdarm anfängt, unangenehm stark zu werden.**
8. **Wiederholen Sie den Vorgang so lange, bis der Wasserspeicher leer ist.**

Außer Öl können Sie auch jede der Substanzen hinzufügen, die man Einläufen beifügen kann, um die therapeutische Wirkung des Wassers zu verstärken.

Colon-Hydrotherapie

Bei einer Colon-Hydrotherapie werden 15 l Wasser durch den Dickdarm gespült. Das Spekulum lässt das Wasser einfließen, während gleichzeitig Abfallstoffe ausgeschieden werden. Dadurch, dass der Abfallstoffschlauch gedrückt wird, sammelt sich das Wasser, bis es den ganzen Dickdarm füllt. Wenn das Wasser das ileozökale Ventil am anderen Ende des Dickdarms erreicht hat, erzeugt der Dickdarm einen energetischen Strom, der den Inhalt des Dickdarms durch den Abfallstoffschlauch hinausdrückt.

Die ersten 5 l Wasser werden eingeführt, während der Patient auf der linken Seite liegt, so dass die Reinigung vor allem im abfallenden Dickdarm stattfindet. Bei Einführung der zweiten und dritten 5 l liegt der Patient meist mit angewinkelten Knien auf dem Rücken, so dass das Wasser das andere Ende des Dickdarms erreichen kann. In dieser Position lässt sich auch der Unterleib massieren, um eine gründlichere Reinigung des Dickdarms zu erreichen.

Durch den ständigen Wasserfluss in den Dickdarm und aus ihm hinaus werden Schleim und Stuhl entfernt. Der Hauptzweck der Anwendung ist jedoch – wie bei der Darmspülung – alle Reflexe im Dickdarm zu stimulieren, um auf diese Weise Bewegung zu bewirken, die alle Teile des Körpers erreicht.

Diese Anwendung kann bei beharrlicher Verstopfung äußerst nützlich sein, da sie den Darm reinigt und die Muskeln kräftigt und dadurch den Darmtrakt neu erzieht. Sie wirkt bei einem Reinigungsprogramm unterstützend und fördert die Freigabe aus tiefem Gewebe, hilft bei stagnierendem Lymphfluss sowie vor und nach dem Fasten. Manche Leute wenden diese Methode während der Frühlings-Tagundnachtgleiche an, um dem Körper einen Kickstart zu vermitteln, indem er sich die reinigenden Eigenschaften des Frühlings zunutze macht.

Nach dieser Anwendung sind manche müde und haben Schwindelgefühl; es kommt auch vor, dass man sich in den Tagen darauf ziemlich vergiftet fühlt. Für diese Anwendung müssen Sie einen Dickdarm-Therapeuten konsultieren.

Urin-Therapie

Wie ich herausgefunden habe, wenn ich mich auf meinen Reisen in verschiedene Teile der Erde mit den Einheimischen unterhalten habe, haben alle alten Kulturen die Urin-Therapie praktiziert. Urin wird seit Jahrtausenden als Heilmittel angewandt. Er lässt sich vielseitig einsetzen – von der Behandlung von Wunden und Verbrennungen bis hin zur Veränderung der Spannung um die Zellmembran. Er wird äußerlich und innerlich angewendet, doch für meine Arbeit war die äußerliche Anwendung von Urin besonders nützlich.

Urin ist im Grunde ein Überrest aus dem Lymphsystem und beim Ausscheiden völlig steril, solange keine spezifische urinäre Entzündung oder Nierenentzündung besteht. Der Gebrauch von Urin als Therapie wird Isopathie genannt – ›Identisches heilt Identisches‹ – im Gegensatz zur Homöopathie, bei der ›Ähnliches Ähnliches heilt‹. Ihr Urin enthält neben einer reichhaltigen Mischung an Vitaminen und Spurenelementen sämtliche Informationen darüber, wer Sie wirklich sind. Er ist für das Entziehen von Toxizität und die Reinigung von großem Nutzen.

Sammeln Sie den ersten Harn morgens nach dem Aufstehen, wenn Sie Urin äußerlich anwenden. Die alten indischen Urin-Therapeuten empfahlen für den morgendlichen Ersthharn, »Kopf und Schwanz der Schlange« nicht zu verwenden. Das bedeutet, man soll den mittleren Harnfluss verwenden. Füllen Sie diesen in eine Glasflasche und lassen Sie einen leichten Luftzufluss zu, indem Sie die Flasche locker mit einem Wattebausch schließen. Stellen Sie den Harn nicht in den Kühlschrank, sondern bewahren Sie ihn mindestens drei Tage lang an einem kühlen, dunklen Ort auf. Der Urin eignet sich nun ideal für die äußere Anwendung, weil er eine chemische Veränderung durchlaufen hat. Da er Luft ausgesetzt war, ist er alkalischer geworden. Das gibt ihm die Eigenschaft, Entzündungen aus dem Körper herauszuziehen. Dies geschieht, indem er Natrium aus den Zellen und durch die Haut hinauszieht. Daher sind Einreibungen mit Urin die schnellste Methode, die Spannung um das Zellhäutchen und damit die generelle Körperspannung zu verändern. Urin, der 3-10 Tage alt ist, wird äußerlich verwendet. Er hat eine reinigende und eine entzündungshemmende Wirkung.

Ganzkörpereinreibungen mit Urin

Anleitung:

1. **Erwärmen Sie eine Flasche 3-10-Tage alten Urin, indem Sie die Flasche in ein Gefäß mit warmem Wasser stellen. Füllen Sie den warmen Urin in eine Schüssel (der klassische Behälter war ein Kupfergefäß).**
2. **Setzen Sie sich in die Badewanne oder unter die Dusche und fangen Sie an, indem Sie die nackten Hände mit Urin anfeuchten und Gesicht und Hals mit dem Urin einreiben, bis beide trocken sind (d.h. bis die Haut den Urin absorbiert hat und trocken ist).**

3. **Reiben Sie sich als Nächstes die Ober- und Unterflächen beider Füße mit Urin ein, bis auch hier die Haut trocken ist.**
4. **Arbeiten Sie sich nun am Körper hoch. Reiben Sie alle Körperstellen ein, an die Sie herankommen, und reiben Sie den Urin immer so lange ein, bis die Haut trocken ist. Manche Stellen saugen ihn rascher auf als andere. Er wirkt zwar gut auf die spezifischen Ausscheidungsstellen ein, doch Sie können die Anwendung auch nur an beliebigen Körperstellen durchführen .**
5. **Wenn Sie sich den ganzen Körper (Vorder- und Rückseite) mit Urin eingerieben haben, reiben Sie sich noch einmal Gesicht und Hals ein, bis die Haut getrocknet ist.**
6. **Baden oder duschen Sie und verwenden Sie dabei eine Naturseife.**

Dieser Vorgang kann eine Weile dauern. Ideal wäre es, wenn Sie sich eine Stunde lang einreiben können. Doch wenn Sie nicht soviel Zeit haben, können Sie sich auch bloß das Gesicht, den Hals, die Fußsohlen und die Handflächen einreiben, da sie die wichtigsten Ausscheidungsstellen der Haut sind.

Als Teil eines generellen Gesundheitsprogramms ist es sehr wirksam, erst die Haut zu bürsten, darauf eine 20-minütige Einreibung mit Urin folgen zu lassen und mit einer heißkalten Wechseldusche abzuschließen. Das ist ein hervorragender Kickstart in den Tag, vor allem, wenn Sie viel zu tun haben.

Ganzkörpereinreibungen mit Urin können je nach Intensität der benötigten Bewegung wöchentlich oder täglich durchgeführt werden. Für Menschen, die dem Körper keine Toxizität durch Einläufe entziehen können, sind Ganzkörpereinreibungen mit Urin besonders sinnvoll.

Urinpackungen

Urinpackungen können eine erstaunliche Wirkung auf den Körper haben, und Urinpackungen auf den Nieren sind besonders effektiv. Ich kannte Menschen mit Nierenentzündung, die innerhalb von einer Stunde nach der Anwendung einer Urinpackung auf den Nieren eine drastische Linderung ihrer Symptome erlebt haben. Hier kann selbst eine Packung mit frischem Urin (falls kein abgestandener Urin verfügbar ist) äußerst hilfreich sein.

Bei unserer Untersuchung der fünf Elemente haben wir gelernt, dass die Nieren der Sitz der Angst sind. Den Nieren eine Urinpackung aufzulegen kann daher sehr wirksam sein, wenn man sich in einem starken Angstzustand befindet. Wie ich außerdem festgestellt habe, ist die Anwendung in Fällen von geschwürbedingter Kolitis, bei der ich häufig die Angst in der Stimme des Betroffenen hören kann, von besonders hohem Nutzen. In einer solchen Situation empfehle ich dem Patienten oft, zu Anfang jeden Abend für mindestens eine Stunde eine Urinpackung auf die Nieren zu legen und dies so lange fortzusetzen, bis seine Angst nachlässt.

Für diese Anwendung brauchen Sie:

- **ein Stück ungebleichte, gebürstete Baumwolle oder ein ähnliches Material in der Größe eines Geschirrtuchs**
- **eine Flasche Ihres eigenen Urins, der 3-10 Tage alt ist**
- **eine Rolle Plastikfolie oder ähnliches Material**

Anleitung:

1. **Erwärmen Sie den Urin, indem Sie die Flasche in ein Gefäß mit warmem Wasser stellen.**
2. **Gießen Sie den Urin auf das Tuch und stellen Sie dabei sicher, dass die ganze Fläche nass ist.**
3. **Wringen Sie überflüssigen Urin aus und legen Sie die Packung auf die Nieren (mittlerer bis unterer Teil des Rückens).**
4. **Umwickeln Sie die Packung mit Plastikfolie, damit keine Flüssigkeit austropft.**
5. **Legen Sie sich hin und entspannen Sie sich für eine Stunde.**
6. **Entfernen Sie die Packung und waschen oder duschen Sie sich.**

ANMERKUNG: Es ist nicht nötig, einer Urinpackung extra Wärme (z.B. Wärmflasche) zuzuführen.

Urinpackungen lassen sich sehr wirksam auf allen möglichen anderen Körperstellen anwenden. In Fällen, in denen Frauen die Lymphknoten unter den Armen entfernt worden sind, helfen Urinpackungen an den Achseln, einen Ausscheidungsweg zu öffnen und Lymphblockaden an dieser Stelle zu verringern. Eine weitere Stelle, die deutlich auf Urinpackungen reagiert, ist die Schilddrüse. Bei einer Unterfunktion der Schilddrüse kann eine Ganzkörperreibung mit Urin in Verbindung mit einer Rizinusölpackung äußerst hilfreich sein. Wie ich herausgefunden habe, bringt eine halbstündige Rizinusölpackung, gefolgt von einer halbstündigen Urinpackung auf der Schilddrüse, häufig eine Menge Heilenergie an diese Stelle. Auch die Lunge – vor allem, wenn sie verschleimt ist – reagiert sehr günstig auf Urinpackungen, ebenso wie jede geschwollene oder entzündete Körperstelle.

Frischer Urin lässt sich fast überall am Körper verwenden. Er kann z.B. in einem Fußbad verwendet werden, um Toxizität durch die Fußzohlen herauszuziehen. Er ist auch ein bemerkenswertes Heilmittel für die meisten Arten von Ohrenschmerzen. Wenn ein Kind Ohrenschmerzen hat, sollten Sie einmal ausprobieren, ihm ein paar Tropfen seines eigenen frischen Urins oder des frischen Urins seiner Mutter in die Ohren zu tröpfeln. Urin eignet sich wunderbar für die Augen (baden Sie die Augen morgens und abends mit frischem Urin oder träufeln Sie ein paar Tropfen in jedes Auge). Auch ist er eines der besten Mittel, die ich kenne, um Bindehautentzündung schnell und wirksam zu behandeln. Als Nasendusche verwendet hilft Urin wirksam, die Nasenschleimhäute zu klären. Eine einstündige Haarkur mit frischem Urin vor der Haarwäsche (der Kopf wird während der Haarkur in ein Handtuch eingewickelt) macht die Haare weicher und verbessert die Struktur von Haar und Kopfhaut. Tatsächlich wird Urea, eines der Hauptbestandteile von Urin, in vielen kommerziellen Haar- und Hautprodukten verwendet. Dieses Urea wird immer aus dem Urin von Tieren gewonnen. Sicher ziehen Sie es vor, Ihren eigenen Urin zu verwenden? Es geschieht recht häufig, dass Leute, die angefangen haben, Einreibungen mit Urin zu praktizieren, von anderen zu hören bekommen, wie gesund und vital ihre Haut plötzlich aussieht.

Interne Urin-Therapie

Den eigenen Urin zu trinken, kann eine bemerkenswerte Wirkung auf Körper und Psyche haben und wird seit Tausenden von Jahren praktiziert. In Wahrheit ist es sogar heute noch eine weitaus gängigere Praxis, als Sie vielleicht glauben. Auch hier wird seit jeher der mittlere Teil des ersten Urins am Morgen verwendet.

Wenn Sie allmählich damit anfangen wollen, empfehle ich Ihnen, zuerst den Mund mit frischem Morgenurin auszuspülen. Das ist gleichzeitig eine der effektivsten Behandlungsmethoden gegen Zahnfleischentzündung und Zahnfleischbluten, die ich kenne. Später könnten Sie mit Morgenurin gurgeln.

Wenn Sie anfangen, Urin zu trinken, rate ich Ihnen, mit ein paar Schlucken frischen Urins zu beginnen. Hier sollten Sie den mittleren Teil des Urins am Spätnachmittag verwenden, da er milder ist als der Morgenurin. Sie können die Menge dieses Urins allmählich erhöhen. Wenn Sie sich daran gewöhnt haben, sollten Sie zu Morgenurin übergehen.

Wenn Sie Ihren eigenen Urin trinken, müssen Sie sich der Methode, die ich ›Drücken und Ziehen‹ nenne, vollkommen bewusst sein. Ihren eigenen Urin – der Ihre wahre Schwingung ist – zu trinken, bewirkt einen Entgiftungsprozess, während Ihr Körper anfängt, Substanzen loszulassen, die Ihrer Schwingung nicht entsprechen. Wenn Sie diese Reinigung von innen betreiben, ist es wichtig, auch Einreibungen mit Urin vorzunehmen, damit Sie dem Körper die Toxizität über die Haut entziehen. Das meine ich, wenn ich davon spreche, sich dem Drücken und Ziehen anzupassen. Das alles macht den Einsatz von Urin zu einer der wirksamsten Anwendungen überhaupt. Des Weiteren ist er völlig kostenlos und steht immer und überall zur Verfügung, da Sie immer Urin mit sich führen.

ACHTUNG: Urin innerlich anzuwenden ist für Menschen, die viel Fleisch essen oder regelmäßig Medikamente einnehmen, nicht empfehlenswert.

Alle obigen Anwendungen können sehr wirksam und heilsam sein, wenn sie zur richtigen Zeit angewendet werden, doch sie müssen intelligent genutzt werden. Ihre Gefühle sind der beste Indikator, den Sie haben. Führen Sie eine Anwendung nur aus, wenn es sich für Sie richtig anfühlt. Anwendungen sollten nicht in der Hoffnung, Veränderung zu bewirken, beliebig angewendet werden. Sie sollten mit einem klaren Wissen eingesetzt werden, welche spezifischen Stellen unterstützt oder bearbeitet werden müssen.

Bei den Anwendungen geht es im Grunde darum, Sie dabei zu unterstützen, sich auf einer tieferen Ebene mit dem Wesen zu verbinden, das Sie in Wirklichkeit sind. Wenn Sie Ihrem Körper Extramittel wie diese zur Verfügung stellen, um seinen Reinigungs- und Heilungsprozess zu unterstützen, wird er Sie mit einer tieferen Verbindung zu sich selbst belohnen. Während Sie sie anwenden, wird Ihre Intuition stärker werden, so dass Sie spüren werden, wann der richtige Zeitpunkt für eine bestimmte Anwendung gekommen ist. Und Sie werden instinktiv wissen, welche Anwendung durchzuführen ist, wie lange und mit welchem genauen Maß an Intensität, damit sie Ihnen zu diesem Zeitpunkt hilft. Anwendungen können den Extrastress, der während des Heilungsprozesses auf dem Körper lastet, deutlich mindern, und alle Anwendungen können das Bewusstsein enorm verändern.

10
Abschließende Bemerkungen

Wir leben in einem erstaunlichen Universum, das aus vibrierender Energie besteht, die sich immer wieder verändert und immer weiter ausdehnt. Nichts bleibt, wie es ist. Das einzig Beständige ist der Wandel. Alles im Universum, das versucht, diesem Wandel zu widerstehen, verursacht Stress und Reibung. Auf der menschlichen Ebene wissen wir, dass es wahrscheinlich zu Konflikten und Krankheiten führt, wenn Stress und Reibung zwischen zwei Individuen bestehen. Wenn es Stress und Reibung zwischen uns und den Energien des Universums gibt, sind interne Konflikte und Krankheiten genauso unausweichlich.

Wir wurden dazu gemacht, am äußersten Rand der Realität zu stehen, es zu wagen, neue und wunderbare Träume zu träumen und in uns die Kraft zu besitzen, diese Träume umzusetzen. Unsere Gedanken und Träume sind Schwingungen, die wir ständig ins Universum aussenden, und diese Vibrationen werden entweder als Gleichschwingungen zurückkehren oder nicht im Einklang mit den Energien des Universums stehen, die sich entfalten. Da das Universum sich ständig ausdehnt, wird jeder großzügige Gedanke oder Traum naturgemäß im Einklang mit allem schwingen, was existiert. Gleichermaßen steht jeder kleinliche Gedanke in Dissonanz mit dem Universum und verursacht dadurch Reibung und Stress. Einfach ausgedrückt: Wenn Sie glücklich, gesund und frei sein wollen, brauchen Sie nichts zu tun, außer an Dinge zu denken, die Ihnen gut tun, und von ihnen zu träumen.

Unsere Emotionen sind die Sprache, in der wir mit dem Universum kommunizieren, und das Universum spiegelt immer das wider, was wir zum Ausdruck bringen. Wenn wir vor allem negative und angsterfüllte Gedanken denken, ist die Realität, die uns widergespiegelt wird, eine Realität voller Angst und Stress. Wenn wir hauptsächlich positive, glückliche

Gedanken denken, wird unsere Wirklichkeit eine Wirklichkeit des Friedens, der Freude und Schönheit. Was Sie in der Außenwelt erleben, ist immer eine Spiegelung Ihrer Gefühle. Wenn Sie also unter irgendeiner Art von Krankheit leiden – ob einer generellen Unzufriedenheit mit dem Leben oder einer lebensbedrohlichen Erkrankung – weisen Ihre Emotionen Ihnen den Weg zurück zum Gleichgewicht. Wenn Sie sich Gedanken, Gefühle und Erfahrungen aussuchen, bei denen Sie sich ständig besser fühlen, werden Sie eine Lebensqualität erreichen, die über Ihre Träume hinausgeht.

Der Schlüssel liegt in der Beständigkeit. Es gibt vieles im Leben, das uns die Illusion vermittelt, uns besser fühlen zu lassen. Das kann ein Schokoriegel oder auch eine Droge sein, doch wenn Sie sich wirklich besser fühlen wollen, müssen Sie den Blick nach innen wenden. Wenn Sie verstehen, wie Schichten aus Giftstoffen Sie mit der Zeit immer weiter weg von Ihrem wahren Selbst entfernt haben, werden Sie die Wurzel aller Krankheiten begreifen. Und noch mehr: Die Informationen dieses Buches geben Ihnen alles, was Sie brauchen, um diese Giftstoffe auf sanfte Weise loszulassen und wiederzuentdecken, was für ein wundervolles Wesen Sie sind.

Ich staune immer wieder über die Integrität und das Design des menschlichen Körpers. Er ist das perfekte Vehikel, um uns in ein magisches Abenteuer der reinen Entfaltung in dieser physikalischen Realität zu befördern. Er ist so gebaut, dass er sich selbst repariert und immer in der Lage ist, unter den richtigen Umständen an einen Ort des Gleichgewichts und der Harmonie zurückzukehren.

Der Körper bietet denjenigen, die hindurch sehen können, viele Fenster in seine innersten Funktionen. Die Augen werden oft ›Fenster der Seele‹ genannt, aber für einen Augendiagnostiker sind sie auch Fenster in die innersten Funktionen jedes Körperteils. Ein traditioneller chinesischer Akupunkteur wird die Fenster des Pulses, der Zunge und des Gesichts nutzen, um zu sehen, ob der freie Energiefluss im Körper unterbrochen ist. Alle traditionellen Medizinmänner und -frauen auf der ganzen Welt kennen diese Fenster. Im Grunde kennt jeder Mensch auf dieser Erde sie auch, selbst wenn er sich dessen nicht bewusst ist. Wenn Sie eine Partnerschaft mit Ihrem Körper eingehen und anfangen, mit ihm statt gegen ihn zu arbeiten, werden Sie mit dem Zugang zu diesen Fenstern belohnt werden. Ihr Körper will Ihnen zeigen, wie Sie ihn wieder ins Gleichgewicht und in Einklang bringen können, und Ihre Intuition und Gefühle sind der Schlüssel. Sie müssen kein Experte in der Medizin des Altertums oder von heute sein, um ganz zu werden. Sie müssen nur ein Experte in sich selbst werden.

Wir sind schwingende Wesen und wir müssen im Einklang mit unserem Universum schwingen, wenn wir unser wahres Potenzial erfüllen wollen. Die Zeit ist gekommen, zu begreifen, was es bedeutet, im Einklang zu sein, damit wir gemeinsam pulsieren können, statt in dieser Welt der Widersprüche zu leben, die wir erschaffen haben. Die Veränderungen, die gerade stattfinden, haben die Möglichkeit geschaffen, dieses Potenzial in der realen Welt umzusetzen. Der Puls der Erde beschleunigt sich. Die Schumann-Resonanz ist im Vergleich zur Vergangenheit heute stark. Der Level an Photonenvibrationen steigt ständig, so dass es viel leichter wird, die Wahrheit zu erkennen, sobald wir die Augen offen halten. Unsere Herausforderung ist, unseren Mikrokosmos dem Makrokosmos anzugleichen. Auch wir müssen unsere Schwingung – unser Bewusstsein – erhöhen und es dem Licht des Universums ermöglichen, die Schönheit unseres Selbst zu erleuchten. Wir müssen aufhören, Widerstand zu leisten, und unser zellulares Erwachen zulassen. Es ist unser Schicksal. Diese Veränderungen sind hier und wir müssen uns ihnen stellen – ob es uns gefällt oder nicht. Uns muss klar werden, dass wir die Macht haben, große Veränderungen zum Nutzen aller zu bewirken. Wir können nicht länger auf der Zuschauerbank sitzen bleiben. Jeder von uns muss Verantwortung übernehmen und sich entscheiden, wie die Welt aussehen soll. Wollen Sie in der Fortsetzung dessen, was war, weiterleben, oder würden Sie lieber in einer schönen Welt aus Frieden, Harmonie und immer weiter wachsenden Glücks leben? Werden Sie weiterhin zulassen, dass Angst und Verwirrung Ihre Gefühle dominieren, oder hätten Sie lieber Liebe, Mitgefühl und Verständnis in Ihrer Realität?

Auf irgendeiner Ebene weiß jeder von uns, dass wir geboren wurden, um glücklich zu werden. Dieses Glück lässt sich jedoch nur verwirklichen, wenn wir im Einklang mit der Schöpfung tanzen. Die unglaubliche Beschleunigung der Schwingungen in unserem Universum ist hier, um uns zu unterstützen, nicht, um uns zu stressen. Der Stress kommt nur dann, wenn wir uns weigern, unser Schicksal – unser wahres Potenzial zu erfüllen – anzunehmen.

Friede ist die Erfahrung von Gleichgewicht und Harmonie. Wie erleben sie nur dann, wenn wir alle im Gleichklang schwingen. Dann besteht eine Harmonie der Vibrationen, bei der sich die Schwingungen vollständig ergänzen. Das ist die Energie, die nach dem Augenblick der Geburt zwischen Mutter und Kind entsteht. Die Mutter sieht ihre eigene Schöpfung liebevoll an und erkennt reine Liebe als Spiegel ihrer eigenen Emotion. Eine der aufregendsten Erfahrungen, die wir machen können, ist die Geburt eines neuen Lebens, denn es erinnert uns an das Wunder und die Schönheit dessen, was wir in Wirklichkeit sind. Jeder von uns wurde als bewusster Schöpfer unserer eigenen Realität geboren, die aus Spaß, Gelächter, Freude und Schönheit besteht. Wir sind sich erweiternde Wesen und Mitschöpfer eines sich ausdehnenden Universums. Wie man sich fühlt, ist der einfache, doch wirkungsvolle Wegweiser zu dem, was man seine Realität nennt. Wenn wir im Einklang mit dem Universum schwingen, fühlen wir uns eins. Das lässt Erweiterung zu. Wenn wir uns gegen das Universum stemmen, wird das Leben zu einer schwierigen Herausforderung. Die Zeit ist gekommen, damit aufzuhören.

Alle Probleme dieser Welt sind aus unserer Trennung voneinander entstanden. Wir alle leben in so unterschiedlichen Realitäten, dass es fast unmöglich geworden ist, mit anderen außerhalb unserer eigenen Schwingung zu kommunizieren. Alle Konflikte auf Erden sind aus der Unfähigkeit entstanden, effektiv miteinander zu kommunizieren. Von zerbrochenen Beziehungen bis hin zu den Weltkriegen sind alle Streitigkeiten aus einem Mangel an Gleichklang entstanden.

Das spiegelt sich in der Manifestierung von Krankheiten wider. Wenn ein Körperteil Funktionsstörungen entwickelt, steht dieser Teil nicht im Einklang mit dem restlichen Körper. Wenn zum Beispiel eine Krankheit in der Lunge besteht, fließen die Fähigkeit, Trauer zu fühlen und auszudrücken wie auch das Streben nach Reinheit, nicht ungestört. Wir müssen es schaffen, diesen Teil des Körpers wieder in Einklang mit dem Rest zu bringen.

Wir können unser Bewusstsein nicht auf eine höhere Ebene bringen, wenn zwischen irgendwelchen Teilen unseres Selbst oder zwischen uns und dem Raum-Zeit, in dem wir leben, Reibung besteht. Wenn es dem Körper nicht gut geht, muss er liebevoll zurück zur Harmonie gepflegt werden. Wenn wir in Frieden und Harmonie miteinander leben wollen, wenn wir ein Leben voller Sinn und Abenteuer führen wollen, wenn wir unser enormes Potenzial als Mitschöpfer unserer Realität wirklich umsetzen wollen, müssen wir alle lernen, uns wieder in Einklang mit den Gesetzen des Universums zu bringen.

Wenn eine Situation entsteht, für die ich nicht sofort eine Lösung finde, erhalte ich häufig eine neue Sichtweise, die die Lösung aufzeigt, wenn ich alles auf den Kopf stelle. Wenn wir das tun, fangen wir *wirklich* damit an, die Dinge anders zu betrachten. Viele Leute glauben zum Beispiel, Materie würde das Bewusstsein beeinflussen, aber stellen Sie sich das Bewusstsein für einen Augenblick als Schöpfer der Materie vor. Wenn wir uns die Welt aus dieser Perspektive anschauen, fangen wir an zu begreifen, wie wir unsere eigene Realität erschaffen und wie viel Einfluss wir wirklich auf unser eigenes Leben nehmen können.

Ich liebe ungewöhnliche Perspektiven, denn sie zwingen einen dazu, auf eine neue und erweiterte Weise zu denken. Eine solche Perspektive ist die Sicht, dass die Sonne nicht Wärme und Licht produziert, sondern dass das Spiegeln des Bewusstseins, das aus der Erde aufsteigt, ihre wahre Funktion ist. Eine solche Perspektive hilft uns, die Tatsache festzuhalten und uns zueigen zu machen, dass wir die Schöpfer und Teilnehmer einer wunderbaren Geschichte sind, die sich entfaltet. Denken Sie mal für einen Augenblick darüber nach, wie unsere Welt wohl aussehen würde, wenn wir unsere Perspektive auf den Kopf stellten. Was würde wohl passieren, wenn wir eine Partnerschaft mit Bakterien und Viren eingingen, statt sie zu bekämpfen? Was, wenn wir sie nicht länger als Feinde, sondern als Alliierte in unserem Körper ansehen würden, die uns auf unserer ewigen Suche nach Gleichgewicht, Harmonie und Einklang behilflich sind? Was für eine Veränderung das für unser Verständnis über Krankheiten bringen würde!

Jeder von uns lebt in einem menschlichen Körper, doch vielleicht ist jetzt der Zeitpunkt gekommen, an dem wir uns unsere Position im großen Universum klar machen müssen. Es gibt viele Kurse, die man belegen kann, und Bücher, die man lesen kann, die sich alle auf die physische Welt beziehen, wie zum Beispiel auf Ernährung, Landwirtschaft und Tierhaltung. Ebenso gibt es ein riesiges Spektrum an Themen, die den spirituellen Weg behandeln. Interessanter ist jedoch die Tatsache, dass wir zwischen diesen beiden Energien – der physischen und der spirituellen – leben. Wir befinden uns im Herzen dieses ganzen Prozesses, der sich ›Leben‹ nennt. Sobald wir uns dessen bewusst werden, können wir anfangen, die Dinge viel klarer zu sehen und die Verantwortung für unser eigenes Leben zu übernehmen. Mit diesem Aspekt der persönlichen Verantwortung haben wir uns in dem vorliegenden Buch wiederholt befasst. Es ist unsere Verantwortung uns selbst und unserem Selbst gegenüber unser Vehikel so vorzubereiten, dass es die Energien des Universums kommuniziert und ausstrahlt. Wir müssen verstehen, wie wir mit den irdischen und himmlischen Kräften arbeiten und sie in dem Treffpunkt, der sich unser Körper nennt, zusammenbringen können.

Die höheren Energien des Himmels und die niedrigeren Energien der Erde kommen in der Nahrung zusammen. Dies wird in der modernen Gesellschaft größtenteils vergessen. Der Anbau von Lebensmitteln ist so weit weg von unserem Zuhause und ist in vielen Fällen immer weiter weg von jedem menschlichen Kontakt abgerückt. Unsere Vorfahren kannten noch die Kraft, die entsteht, wenn eine Verbindung zwischen dem Boden und der Nahrung, die auf diesem Boden angebaut wird, hergestellt wird. Wenn wir uns dieses Wissen wieder aneignen, wird unsere Erfahrung mit Nahrung eine ganz neue sein. Wenn Sie mit *Ihren* eigenen Händen ein Saatkorn pflanzen, bleibt *Ihre* DNS und damit *Ihre* Schwingung an dem Saatkorn hängen. Während Sie die wachsende Pflanze hegen und pflegen, interagiert Ihre Schwingung ständig mit der Vibration der Pflanze und der Erde, in der sie gedeiht. Wenn Sie die Pflanze ernten und essen, wird sie zu Ihrer eigenen und einzigartigen Medizin, die die Schwingungen von Himmel, Erde und Ihnen enthält. Und während Ihr Körper diese Nahrung verdaut, gibt es keinen Widerstand und es entsteht kein Stress.

Die Natur gleicht ausgezeichnet aus und wird in jeder beliebigen Region alle Pflanzen hervorbringen, die notwendig sind, um die Bewohner der Gegend zu ernähren und zu heilen. Diese heilende und nährende Kraft wird noch viel stärker, wenn die Menschen mit den Pflanzen und dem Boden interagieren. Das hat Rudolf Steiner gemeint, als er sagte, wenn wir uns selbst heilen wollen, müssen wir erst die Erde heilen. Es ist notwendig, dass wir uns an allen Prozessen unserer Nahrung beteiligen.

Wenn Sie eine Verbindung zwischen Himmel und Erde herstellen, wenn Sie das Land achten und mit den Energien des Universums tanzen, stellen Sie auch eine tiefere Verbindung zu dem her, der Sie wirklich sind. Dann entwickeln Sie ein inneres Bewusstsein dafür, dass die Lösung für jedes Problem in Ihnen selbst schlummert.

Rudolf Steiner hat eine Geschichte erzählt, die dies auf wunderschöne Weise zeigt. Sie handelt von einem Menschen, der in Österreich lebte und seine Nahrung selbst biodynamisch anbaute. Biodynamische Landwirtschaft beruht auf dem Verständnis, dass wir zwischen Himmel und Erde stehen. Die Saat wird im Einklang mit dem Mond und anderen universalen Energien gepflanzt, gehegt und geerntet. Dieses Individuum hatte weder formelle medizinische Kenntnisse noch eine Ausbildung in der medizinischen Nutzung von Pflanzen. Doch als der Mensch eines Tages ein Magenproblem entwickelte, wusste er intuitiv, welche Pflanze er zur Heilung essen musste. In diesem Fall war es eine bestimmte Weißkohlsorte. Er besaß das innere Wissen, dass der Kohl die Schwingung enthält, die seine Magenbeschwerden lindern würde. Da er den Kohl selbst gepflanzt hatte, war seine Schwingung dem Kohl mit eingepflanzt worden. Als er den Kohl aß, konnte die Schwingung des Kohls in seinem Körper die Blockade der Krankheit auflösen und den Körper sofort wieder in Einklang bringen. Manchen mag dies wie Zauberei klingen, doch es ist ein Zauber, der in uns allen steckt. Wenn wir Nahrung anbauen, die im individuellen Einklang mit uns schwingt, gibt es keinen Widerstand.

Das Erwachen der Zellen ist eine wundervolle Reise der Selbsterleuchtung. Indem wir unseren Zellen die richtige Nahrung geben, erwecken wir unser Potenzial, uns mit dem Wissen des Universums zu verbinden. Und auch wenn sich die Geschichte für jeden von uns anders entfaltet, bringt diese Entdeckungsreise uns alle an einen Ort der reinen Glückseligkeit. Sie ist ein Empfangen von Wissen, das von einem Wesen immer weitergereicht wird, genauso, wie Licht von Zelle zu Zelle wandert.

Sie haben einen neuen Weg gefunden, wie Sie Ihren erstaunlichen Körper sehen können und wie er tatsächlich funktioniert. Sie haben Ihre eigene Geschichte gehört und sie gedeutet. Sie haben verstanden, wie Sie sich wieder in Einklang bringen können. Sie wissen, wie Sie Ihre Zellen miteinander verbinden und aufwecken können, und Sie haben nun die Mittel, um das umzusetzen. Wohin wollen Sie als Nächstes reisen?

Anhang I

Drei kleine Krankheitsgeschichten

Sobald wir anfangen, die Grundsätze des Zellerwachens auf eine Krankheitsgeschichte anzuwenden, lassen sich die Verbindungen in der Lebensgeschichte einer Person langsam aufdecken. Wir fangen an zu erkennen, wie sich die Levels von Austrocknung und Stress allmählich vertieft haben, und merken, wie oft der Körper versucht hat, dieses Ungleichgewicht zu reparieren. Wir beobachten, wie sich das Heringsche Gesetz umsetzt, und wie der Körper mit den natürlichen Rhythmen tanzt. Während sich dieser Prozess entfaltet, beginnen wir, die überraschende Integrität des Körpers wahrzunehmen und zu verstehen, wie die Natur uns mit allen Kräften ausstattet, die wir zur Heilung brauchen. Um Ihnen eine Vorstellung zu vermitteln, welche Verbindungen eine Geschichte aufweisen kann, folgen nun drei verschiedene Krankheitsgeschichten mit ihrer jeweiligen Deutung. Sie zeigen drei unterschiedliche Wege, auf die sich der tuberkulöse Fleck offenbaren kann. Es sind keine vollständigen Krankheitsgeschichten, sondern nur die dramatischsten Ereignisse im Leben des Patienten, die die stärksten Bezugspunkte in seiner Geschichte ausmachen.

1. KRANKHEITSGESCHICHTE

- **Steißlage bei der Geburt.**
- **Wurde nicht gestillt.**
- **Alle Impfungen wurden verabreicht.**
- **Ohrenentzündungen wurden mit Antibiotika behandelt.**
- **Tuberkuloseimpfung fiel auf den Beginn der Pubertät.**
- **Pfeiffersches Drüsenfieber.**
- **Nach dem Drüsenfieber immer schmerzende und arthritische Glieder. Der Schlaf wird zu einem Problem – geht spät zu Bett und steht spät auf. Symptome von ME.**

Deutung

Wenn die Lage des Säuglings bei seiner Geburt nicht normal ist, liegt das an der Tatsache, dass die Spannung in der mütterlichen Gebärmutter nicht korrekt ist und sich der Mutterkuchen an die falsche Stelle legt. Wie wir aus unseren Kenntnissen des Tag-/Nacht-Wechsels wissen, kann eine Veränderung in der Spannung nur erfolgen, wenn bei der Mutter Austrocknung besteht. Bei Dehydrierung schützt die Zelle sich, indem sie eine Cholesterinschicht aufbaut, die wiederum den Austausch von Elektrolyten in der Zelle behindert. Dann entsteht eine Ansammlung der falschen Elektrolyten innerhalb der Zelle, und der Tag-/Nacht-Wechsel findet nicht mehr vollständig statt. Wenn der Körper der Mutter ausgetrocknet ist, verursacht diese veränderte Spannung eine Veränderung der Polarität der Gebärmutter. Wenn die Polarität der Gebärmutter normal ist, verbindet sich die Plazenta mit dem oberen Teil der Gebärmutter, so dass die Nabelschnur herunterhängt und der heranwachsende Embryo frei schwebt. Wenn die Polarität jedoch nicht stark genug ist, bettet sich der Mutterkuchen an der Seite der Gebärmutter ein, und dieser Zustand führt zu der falschen Geburtslage des Säuglings. In noch extremeren Fällen kann sich der Mutterkuchen quer über den Geburtskanal oder sogar außerhalb der Gebärmutter in einen Eileiter legen, was zu einer ektopischen Schwangerschaft führt. Wenn die Mutter ausgetrocknet ist, wird ein Teil ihrer Dehydrierung an das Kind weitergegeben.

Nicht zu stillen bedeutet, dass das Verhältnis zwischen Kupfer und Zink nicht korrekt war, was zu Abhängigkeitsproblemen führen kann. Außerdem unterstützt die Muttermilch das Baby darin, die richtige Darmflora zu entwickeln, die sich nicht einstellt, wenn ein künstliches Produkt wie zum Beispiel Babynahrung von Geburt an gefüttert wird.

Impfungen bescheren dem kindlichen Körper Vibrationsstress, der die Austrocknung noch weiter verstärkt. Wenn das geschieht, findet sich in einer ausführlichen Krankheitsgeschichte häufig ein Ungleichgewicht der fünf Elemente, vor allem beim Element des Metalls. Das Baby könnte zum Beispiel die ersten Symptome von Verstopfung, Hautprobleme wie Ekzeme oder sogar Verhaltensstörungen (z.B. kein fester Schlaf oder verminderte Energie) aufweisen. Die Tiefe der Manifestierung (ob sie sich in der Haut, dem Dickdarm, der Lunge oder der Psyche zeigt) ist ein deutliches Zeichen der Tiefe der Austrocknung. Wenn die Austrocknung noch stärker wird, lässt sich auch häufig ein Anstieg an akuten Krankheiten beobachten, da der Körper versucht, die Toxizität loszuwerden, die er als Folge des unvollständigen Tag-/Nacht-Wechsels angesammelt hat. In dieser Krankheitsgeschichte zeigt sich dies in Form von Ohrenentzündungen. Im Fünf-Elemente-System besteht eine Verbindung zwischen den Ohren und den Nieren, und beide werden vom Element Wasser gesteuert. Bei diesem Individuum können wir also einen Anstieg im Level der Austrocknung beobachten. Antibiotika hatten die Krankheit nicht nur unterdrückt und sie tiefer in den Körper hineingetragen, sondern auch die Körpertemperatur beeinträchtigt. Daher sehen wir, dass sich die Bedingungen im Teströhrchen verschlechtern (müssen).

Zum Zeitpunkt, an dem die Pubertät einsetzt, müht sich der Körper dieses Patienten eindeutig schon damit ab, das Gleichgewicht zu halten. Die Verabreichung der TB-Impfung, die den Impfstoff gegen Tuberkulose enthält, bei Einsetzen der Pubertät, drückt dem Körper das Energiebild von Krankheit auf. Wenn er den tuberkulösen Fleck schon in seinen Genen mitbringt, kann dieser Impfstoff den Fleck aus der Vergangenheit (den Vorfahren) in die Gegenwart übertragen. Das manifestiert sich wie hier sehr häufig in Form von (Pfeifferschem) Drüsenfieber. Nur ein Körper, der sich stark bemüht, Toxizität loszuwerden, entwickelt Drüsenfieber. Auch kommt es sehr häufig vor, dass Leute sich von einem Drüsenfieber ›nie mehr wirklich erholt haben‹. Das ist ein Anzeichen dafür, dass das Lymphsystem und die Leber blockiert werden, und das wirkt sich immer direkt auf die Energielevels aus. Darauf folgen Symptome von Arthritis und Gliederschmerzen, die beides Hinweise auf eine verstärkte Vergiftung des Körpers sind. Gleichzeitig findet eine Veränderung der pH-Werte statt. Das Individuum entwickelt mehr Säure.

Danach ist klar, dass die höheren Aspekte des Betroffenen beeinträchtigt sind. Dies zeigt sich an Schlafstörungen (»Ich kann nicht schlafen« ist höher als »Meine Glieder tun mir weh«). Ihre biologische Uhr tickt nicht mehr im Rhythmus von Sonne und Mond, und sie stellen fest, dass sie spät ins Bett gehen und spät aufstehen. Das ist ein deutliches Anzeichen von einem tieferen Level der Unterbrechung des Tag-/Nachtzyklus und daher ein tieferes Austrocknungslevel. Zu diesem Zeitpunkt hat das Individuum schon die Fähigkeit verloren, akute Reaktionen zur Ausscheidung von Toxizität zu entwickeln. Es ist daher nicht überraschend, dass jeder von ihnen die Symptome von ME aufweisen.

2. Krankheitsgeschichte

- **Ein sehr hohes Geburtsgewicht.**
- **Drei Monate lang gestillt.**
- **Die üblichen Impfungen wurden verabreicht.**
- **Ohrenentzündung – mit Antibiotika behandelt.**
- **Einsetzen der Menstruation, die sehr unregelmäßig ist.**
- **Ein Jahr nach dem Einsetzen der Menstruation gegen Tuberkulose geimpft.**
- **Innerhalb von sechs Monaten nach der TB-Impfung Auftreten von Essstörungen.**
- **Im Alter zwischen 20 und 30 treten zahlreiche Zysten an den Eierstöcken auf.**

Deutung

In diesem Fall hat das Neugeborene ein sehr hohes Geburtsgewicht. Das deutet auf eine Anfälligkeit für Diabetes hin, die eine extrem starke Blutzuckerstörung sowie ein endokrines Ungleichgewicht ist. Blutzuckerschwankungen haben mit der Unfähigkeit des Körpers, Kalzium an seinem richtigen Platz zu halten, zu tun. Das wiederum geht mit Austrocknung einher. Es ist also wahrscheinlich, dass die Patientin mit einem schon früher bestehenden Maß an Dehydrierung geboren wurde, das an sie weitervererbt wurde. Diese vererbte Austrocknung macht sie anfällig für Schwankungen im Blutzucker und letztendlich für Diabetes. Sie müsste jedoch tiefere Austrocknungslevels entwickeln, damit sich Diabetes tatsächlich manifestieren könnte. Wie das Heringsche Gesetz besagt, steigt Krankheit im Körper von unten nach oben. In diesem Fall lässt sich erkennen, dass das endokrine Ungleichgewicht nur bis zu den Fortpflanzungsorganen aufgestiegen ist und die Höhe der Bauchspeicheldrüse noch nicht erreicht hat. Da ein endokrines Ungleichgewicht mit einem Mangel oder einer Unausgewogenheit an essentiellen Fettsäuren verbunden ist, ist auch wahrscheinlich, dass die Patientin mit einem angeborenen Mangel oder Ungleichgewicht dieser lebenswichtigen Nährstoffe zur Welt kam. Sie wurde zwar die ersten drei Monate gestillt, doch man sollte sich vergegenwärtigen, dass der Nährwert der Muttermilch nur so hoch ist wie die Qualität der Nahrung, die die Mutter in dieser Phase zu sich nimmt. Wie wir auch erkennen können, muss die Durchführung des üblichen Impfprogramms dem Körper eine Menge Stress zugefügt und die Austrocknung dadurch tiefere Levels erreicht haben. Das bedeutet, der Körper trocknete noch mehr aus und wurde von allen natürlichen Rhythmen, in denen der Körper normalerweise tanzt, noch mehr abgespalten. Die Ohrentzündungen waren der Versuch des Körpers, die Toxizität abzuwerfen, doch durch die unterdrückende Behandlung mit Antibiotika konnte dieser Prozess nicht stattfinden.

Als die Patientin die Pubertät erreicht, ist die Periode unregelmäßig; das zeigt deutlich, wie sehr sie vom Rhythmus des Mondes abgetrennt ist. Aus unserer Arbeit an den fünf Elementen können wir erkennen, dass dies auch Leber und Gallenblase mit einbezieht, weil die Vorgänge im Körper nicht nach Plan verlaufen. Wie wir außerdem vermuten können, entsteht ein Mangel an den Nährstoffen in der Ernährung, die das endokrine System, die Flüssigkeitszufuhr und die pH-Werte versorgen.

Zu diesem Zeitpunkt ist die unregelmäßige Menstruation zwar schon ein Anzeichen dafür, dass die Dinge nicht in Ordnung sind, doch die Symptome haben noch kein ernstes und störendes Ausmaß erreicht. Doch sobald die TB-Impfung verabreicht wird, lässt sich eine rasche Verschlechterung der körperlichen Verfassung erkennen, die sich durch Essstörungen bemerkbar macht. Wie man sieht, musste der Körper der Patientin schon vorher kämpfen, um die Gesundheit aufrechtzuerhalten. Der Stress, den diese Impfung auslöste, brachte sie an den Punkt, an dem sie Essstörungen entwickelte. Diese setzen sich oft in Form von Fresssuchtphasen fest, in denen Riesenmengen an Nahrung mit einem hohen Anteil an raffinierten Kohlenhydraten (vor allem Weizen und Zucker), Salz und künstlich behandelten Fetten verschlungen werden. Der Körper erlebte daher drastische Schwankungen in den Blutzuckerwerten und ein extremes, unwiderstehliches Verlangen nach Essen, während seine Neigung zur Unausgewogenheit des Blutzuckers immer mehr zum Vorschein kam.

In ihren Zwanzigern wurde der Patientin dann die Diagnose von Eierstockzysten gestellt. Wenn auch diese medikamentös unterdrückt wurden, ist Diabetes im späteren Leben so gut wie unausweichlich.

Zum Glück verstand die Betroffene, sobald sie die Verbindung zu der, die sie wirklich ist, wiederhergestellt hatte, wie sie den Weg zurück zur Gesundheit gehen musste. Sie fing an, eine neue Geschichte zu schreiben. Es wurde eine Gesundheitsgeschichte.

3. Krankheitsgeschichte

- **Normale Geburt.**
- **Der Mutter wurde bei der Geburt Syntometrin verschrieben (ein Medikament, das in der dritten Phase der Wehen gegeben wird, um das Ausscheiden des Mutterkuchens zu beschleunigen, was häufig beim Neugeborenen zu Gelbsucht führt).**
- **Kurze Stillphase.**
- **Alle Impfungen wurden verabreicht.**
- **Halsentzündungen, die mit Antibiotika behandelt wurden.**
- **Die TB-Impfung fiel auf das Einsetzen der Pubertät.**
- **Entwickelte als Teenager IBS (Reizdarmsyndrom).**

- **Starke Akne, die drei Mal je sechs Monate lang mit Oxytetracyclin (einem Antibiotikum) behandelt wurde.**
- **Am Ende der Pubertät nur sehr wenig Energie.**
- **Enorme Gewichtsprobleme.**

Deutung

In diesem Fall haben wir eine Situation vor uns, in der trotz einer normalen Geburt das Medikament Syntometrin verabreicht wird, um das Ausscheiden/Ausstoßen des Mutterkuchens zu beschleunigen. Dieses Medikament wird gegeben, während der Säugling noch über die Nabelschnur mit der Mutter verbunden ist. Es bringt den natürlichen Plan des mütterlichen Geburtsprozesses durcheinander und beeinträchtigt dadurch die Funktion der Leber (des ›Planers‹) von Mutter und Kind. Das manifestiert sich im Kind in Form von Gelbsucht, die nicht nur eine Leberkrankheit, sondern auch ein sicheres Anzeichen für Stress und Austrocknung ist. Anschließend wird der Säugling nur für eine kurze Zeit gestillt. Die Fütterung von Babymilch – einem unnatürlichen Produkt – in einem so jungen Alter, trägt noch mehr Stress bei. Die Impfungen erhöhen den Stress noch weiter. Es überrascht daher nicht sonderlich, dass der Körper als Mittel, die Toxizität aufzulösen, Halsentzündungen entwickelt. Wenn sie mit Antibiotika behandelt werden, entsteht noch mehr Stress, Austrocknung und die Unterdrückung von Potenzial. Halsentzündungen deuten auf eine Stockung der Lymphflüssigkeit hin, die der Körper durch eine akute Krankheit aufzulösen versucht. Wenn diese Krankheit unterdrückt wird, werden Stress, Dehydrierung und Toxizität unweigerlich tiefer in den Körper eindringen.

In der Pubertät, die sowieso eine Herausforderung für den Körper ist, wird wieder einmal der Impfstoff gegen Tuberkulose verabreicht. Das hat mit Sicherheit eine enorme Wirkung auf einen schon gestressten Körper, und wie wir erkennen können, weisen Dickdarm und Haut auf Probleme hin. Bei den fünf Elementen sind diese beiden Organe Teil des Elements Metall und bei tuberkulösen Krankenbildern stark vertreten. Wie das Reizdarmsyndrom zeigt, kann sich der Dickdarm aufgrund chronischer Austrocknung nicht auf normale Weise leeren. Dann versucht der Körper in seiner vollkommenen Integrität, die Giftstoffe über die Haut loszuwerden (Akne). Die Akne wird dreimal monatelang mit Antibiotika behandelt, wobei niemand auf die Verbindungen zwischen Dickdarm, Haut, Leber und Lymphflüssigkeit achtet, die sich in der Geschichte der Betroffenen entfalten. Die langfristige Anwendung von Antibiotika bewirkt eine starke Entleerung des Körpers, da Antibiotika die natürliche Darmflora und dadurch Verdauung und Nährstoffaufnahme stören. Am Ende der Pubertät hat die Patientin so starke Mangelerscheinungen und ein so unausgewogenes Verdauungssystem, dass sich Energieschwäche und Gewichtsprobleme manifestieren.

Sehr häufig stellt in einer solchen Situation niemand die Verbindung zwischen all diesen Aspekten her. Daher wird die Vorgeschichte nicht verstanden und die Lösung lässt sich unmöglich lokalisieren. Es erstaunt mich jedoch immer wieder, wie schnell die Menschen ihre eigene Geschichte umkehren und anfangen können zu heilen, sobald sie begriffen haben, wie und warum sie am Ort der Krankheiten gelandet sind.

Anhang II

Jod

Historisch gesehen haben wir uns von den Bewohnern der Meeresküste weg bewegt und müssen darüber nachdenken, was wir als Folge davon an Nährwerten verloren haben. Wir essen eindeutig viel weniger Fisch, Meerespflanzen und all die anderen Nahrungsmittel, die die Natur im Küstengebiet hervorbringt. Wie festgestellt wurde, nehmen Menschen, die am Meer leben und essen – vor allem Inselbewohner – täglich viel Jod mit ihrer Nahrung ein. Auch weisen sie eine erstaunlich gute Gesundheit auf, mit sehr niedrigen Raten von Krebserkrankungen, Herzkrankheiten und den vielen anderen Gesundheitsstörungen, die die moderne Gesellschaft plagen. Kürzlich wurden viele wissenschaftliche Untersuchungen und Umfragen gemacht, die zur Schlussfolgerung kommen, dass jeder von uns mindestens 12,5 mg Jod pro Tag über die Nahrung oder als Nahrungsergänzungsmittel aufnehmen muss. Mediziner haben in der Vergangenheit 37,5 mg pro Tag und in manchen Fällen sogar noch drastisch höhere Dosen verschrieben.

Jod wurde lange mit der Schilddrüsenfunktion in Verbindung gebracht, doch in Wirklichkeit wird es von jeder einzelnen Körperzelle gebraucht. Jodlevels sind von Natur aus an bestimmten Stellen des Körpers hoch, wie zum Beispiel in der Schilddrüse, den Eierstöcken der Frau und der Prostata des Mannes. Jod ist außerdem lebensnotwendig für die gesunde Entwicklung und Erhaltung des Gehirns.

Der andere wichtige Aspekt des Jods ist, dass sich viele Substanzen in unsere Nahrung eingeschlichen haben, die unseren Körper von der vollständigen Jodaufnahme abhalten. Darunter finden sich Fluor, Chlor, Chloride, Brom, Bromide, Nitrate und Nitrit. Wenn Fluor Trinkwasser oder Zahnpasta untergemischt wird, erhalten die Jodrezeptoren – vor allem in der Schilddrüse – Fluor statt Jod. Eine ähnliche Situation tritt bei den anderen Substanzen auf, die alle aktiv mit Jod konkurrieren und es aus den Körperzellen verdrängen. All diese Substanzen werden in der einen oder anderen Form unserer Nahrung beigemischt, um angeblich ihre Qualität zu verbessern oder sie bekömmlicher zu machen.

Auch leben wir heute mit einem weitaus höheren Maß an Radioaktivität in unserer Umwelt als früher, vor allem seit es Handys und die Wi-Fi-Technologie gibt. Das verursacht eine riesige Menge an elektromagnetischen Störungen, die die Spannung um unsere Zellmembranen stören und sich äußerst negativ auf unser gesamtes endokrines System auswirken. Jod ist zwar ein natürliches Gegengift gegen Radioaktivität, doch bei der generell niedrigen Aufnahmemenge von Jod und einer hohen Aufnahmemenge von Jod unterdrückenden Stoffen (Fluor, Chlor usw.) besitzt unser Körper nur wenig Widerstandskräfte gegen die vielen Nebenwirkungen dieser künstlichen Störenergie.

Jod ist vor allem in den Eierstöcken der Frau auch sehr wichtig, um die übermäßige Menge an synthetischen Östrogenen unter Kontrolle zu halten, die sich in unsere Nahrungskette eingeschlichen haben. Sie finden sich in den Plastikstoffen unserer Umwelt, von denen viele für die Verpackung von Lebensmitteln verwendet werden. Diese Substanzen dringen in die Nahrung ein und verhalten sich wie unsere natürlichen Östrogene. Dadurch entsteht ein starkes Ungleichgewicht im Hormonhaushalt, gegen das wir ohne ausreichende Jodzufuhr kaum angehen können.

In den letzten hundert Jahren sind sich viele berühmte Mediziner dieses Problems bewusst geworden und haben ihre Forschungsergebnisse veröffentlicht. Darunter sind Dr. Max Gerson und Dr. Derry, die beide Jod in ihre erfolgreiche Krebsbehandlung integriert haben, und später Dr. Abraham und Dr. Brownstein.

Wir leben derzeit in einer Situation, in der die Schwingung der Erde sich kontinuierlich beschleunigt. Wie wir diesem Buch entnehmen können, müssen wir unsere eigene Schwingung der des Makrokosmos anpassen. Es ist bekannt, dass die Geschwindigkeit unseres Metabolismus mit der Schilddrüse verknüpft ist, und es gibt in unserer Gesellschaft Anzeichen dafür, dass viele Menschen eine Unterfunktion der Schilddrüse haben. Eine zu niedrige Körpertemperatur ist ein eindeutiges Merkmal dafür, aber auch die viel zu hohe Anzahl von Leuten, die synthetische Schilddrüsenhormone einnehmen, ist ein deutlicher Hinweis darauf. Die wissenschaftlichen Untersuchungen der oben erwähnten Mediziner weist eindeutig auf Jodmangel als Wurzel dieser Probleme hin.

Die Lobby der Pharmaindustrie versucht seit langem, die empfohlenen oberen Grenzen für sämtliche Nahrungsergänzungsmittel zu reduzieren. Ihre vorgeschlagene obere Grenze für Jod beträgt gerade einmal 0,5 mg. Das sind 96 % unter der täglichen Mindestzufuhr, die von diesen Ärzten und Klinikern empfohlen werden, die Jod so erfolgreich als integrierten Teil ihrer Behandlungsmethoden bei einer großen Vielfalt von Gesundheitsproblemen eingesetzt haben. Wenn das Gesetz wird, habe ich keinen Zweifel daran, dass die ansteigenden Levels von Schilddrüsenunterfunktion, Östrogen bedingten Krebsarten und die vielen anderen Gesundheitsprobleme, die erwiesenermaßen durch Jodmangel bedingt sind, kontinuierlich weiter ansteigen werden. Natürlich profitieren die Pharmaunternehmen stark davon, denn sie liefern synthetische Schilddrüsenhormone, Östrogen unterdrückende Medikamente und Chemotherapie-Medikamente, die alle äußerst besorgniserregende Nebenwirkungen aufweisen.

Meiner Meinung nach ist Jod für die menschliche Gesundheit und insbesondere für die Hirnfunktion unverzichtbar. Ich betrachte die Verdrängung von Jod aus unserer Nahrung als einen Versuch, uns davon abzuhalten, unser Potenzial zu erfüllen, und als Mittel, um den Status quo der Medizin, die von der Pharmaindustrie angetrieben wird, aufrechtzuerhalten. Jedes Mal, wenn ich ein neues Forschungsergebnis zu Gesicht bekomme, das Jod als lebensnotwendig für die Gesundheit nachweist, taucht auch ein ›Nachrichtenbericht‹ auf, der vor der Gefährlichkeit dieser natürlichen Substanz warnt. Auch wenn ich nicht für Verschwörungstheorien anfällig bin, erkenne ich deutlich, dass wir mit widersprüchlichen und verwirrenden Informationen gefüttert werden und uns fragen müssen, *warum* das so ist. Und wieder einmal ist die einzige Lösung, die eigene Verantwortung zu übernehmen, um die Wahrheit für uns selbst herauszufinden.

›Der Tagesbedarf an Jod als Nahrungsergänzungsmittel, der von klinischen Medizinern der vergangenen Generationen empfohlen wurde, beträgt 12,5 – 37,5 mg in Form von Lugol's Lösung. Auf der Grundlage einer kürzlich entwickelten Untersuchung haben sich diese Mengenangaben als genaue Werte für die ausreichende Zufuhr für den ganzen Körper bewährt.

Gary E. Abraham, MD, FACN

Glossar

Akute Krankheit: kurze Krankheit, für die viel Energie benötigt wird

Biochemische Prozesse: chemische und physiochemische Prozesse, die in lebenden Organismen entstehen

Biophoton: ein Photon, das im Körper durch die Kollision zweier freier Radikaler entsteht

Zellmembran/Zellhäutchen: die äußere Grenze einer Zelle, die die Zellfunktion steuert. Sie besteht aus Lipiden und Eiweiß.

Chronische Krankheit: eine tiefe, stagnierende Krankheit, die schwieriger zu überwinden ist als eine akute Krankheit

Elektrolyten: die Makrominerale – Natrium, Kalium, Kalzium und Magnesium

Elektronen: ein negativ geladenes subatomares Teilchen; Hauptträger von Strom in festen Stoffen

Enzyme: Eiweiße, die von einem lebenden Organismus produziert werden, um als Katalysator für eine biochemische Reaktion zu dienen

Tagundnachtgleiche: der Zeitpunkt, an dem Tag und Nacht gleich lang sind, während die Sonne im rechten Winkel zum Äquator steht (gewöhnlich um den 21. März und 21. September)

Ion: ein Atom oder Molekül mit positiver oder negativer Ladung

Makrokosmos: das große Gesamtbild, das Universum, der Kosmos

Stoffwechsel: die chemischen Prozesse, die zur Erhaltung des Lebens in einem lebenden Organismus stattfinden

Mikrobe: Mikroorganismus, insbesondere ein Bakterium

Mikrokosmos: Verkapselung in Miniaturformat. Die kleine Verkapselung des großen Gesamtbildes (des Makrokosmos)

Mikroorganismus: extrem kleine Lebensform

Mikrozyme: Lebende Organismen, die in gesunden Zellen enthalten sind und die sich unter bestimmten Umständen zu Bakterien entwickeln können, um Veränderungen herbeizuführen. Wenn das Gleichgewicht wiederhergestellt ist, können sie sich auch wieder zurückbilden. Unzerstörbar und in allen Lebensformen (von der pflanzlichen bis hin zur menschlichen Form) vorhanden. Béchamp betrachtete sie als Grundbestandteil des Lebens.

pH: Maße der Säure- oder Basenhaltigkeit

Photon: Teilchen, das eine Lichtmenge darstellt

Polarität: Unterscheidung zwischen positiver und negativer Spannung

Prostaglandine: Eine Gruppe von Bestandteilen mit unterschiedlichen hormonähnlichen Wirkungen, die mit den endokrinen Drüsen zusammenarbeiten

Unterdrückende Behandlungsmethode: eine medizinische Behandlung, die eine Ausdrucksform des Körpers verhindert, welche zu einer Verbesserung der generellen Gesundheit und des Wohlbefindens geführt hätte

Literaturverzeichnis

Kapitel 1

Edward Bach, *Heile dich selbst*. Goldmann, 1998

Gregg Braden, *Im Einklang mit der göttlichen Matrix*. Koha, 2007

Dr. Henry Lindlahr, *The Philosophy of Natural Therapeutics*. Lindlahr Publishing Co., 1936; Neuausgabe von Vermilion, 2005

Kapitel 2

Olof Alexandersson, *Lebendes Wasser. Über Viktor Schauberger und eine neue Technik unsere Umwelt zu retten*. Ennsthaler, (Neuauflage) 2008

Dr. F. Batmanghelidj, *Sie sind nicht krank, Sie sind durstig: Heilung von innen mit Wasser und Salz* 1994)

Herb Boynton, Mark F. McCarthy und Richard D. Moore, *The Salt Solution*. Avery Publishing Group Inc., 2001

Martin L. Budd, *Low Blood Sugar*. Thorsons, 1981

Sebastian Kneipp, *Meine Wasserkur*. Ehrenwirth, (4. Auflage) 2002

Bruce Lipton, *The Biology of Beliej*. Hay House, 2008

Yogi Ramacharaka, *The Hindu Yogi Practical Water Cure*. Yogi Publication Society, 1937; Neuausgabe 2007

DVDs

Human Potential. The College of Natural Nutrition, 2007

Kapitel 3

Marco Bischof, *Biophotonen: Das Licht in unseren Zellen*. Zweitausendeins, 1996

Dr. Johanna Budwig, *Flax Oil as a True Aid Against Arthritis, Heart Infarction, Cancer and Other Diseases*, Apple Publishing Co. Ltd., 1994

Mary Enig, *Know Your Fats*, Bethesda Press, 2000

Mae-Wan Ho, *The Rainbow and the Worm*, World Scientific Publishing Co. Ltd, 1993

Annie Padden Jubb und David Jubb, *Secrets of an Alkaline Body*, North Atlantic Books, 2004

Bruce Lipton, *The Body of Belief*, Hay House, 2008

Jeremy Narby, *Die kosmische Schlange*, Klett-Cotta, 2001

James L. Oschman, *Energiemedizin. Konzepte und ihre wissenschaftliche* Basis. Urban & Fischer, 2006

Roger Taylor, ›Free Radicals and the Wholeness of the Organism‹, *Nexus*, Band 13, Nr. 3, April/Mai 2006

DVDs

Light and Energy Centres und *The Endocrine System: Utilisation of Oil and Light*. The College of Natural Nutrition, 2007

Siehe auch die Arbeiten von Fritz-Albert Popp am Internationalen Institut für Biophysik, Station Hombroich, Kappellener Straße in 41472 Neuss (Deutschland); www.lifescientists.de

Kapitel 4

Harriet Beinfield, *Between Heaven and Earth*. Ballantine Books, Inc., 1992

Dianne M. Connelly, *Traditionelle Akupunktur: Das Gesetz der fünf Elemente*. B. Endrich (2. Ausgabe, TB), 1995

Russell Foster und Leon Kreitzman, *Rhythms of Life*. Profile Books, 2005

Annie Padden Jubb und David Jubb, *Secrets of an Alkaline Body*, North Atlantic Books, 2004

Johanna Paungger und Thomas Poppe, *Vom richtigen Zeitpunkt. Die Anwendung des Mondkalenders im täglichen Leben*. Hugendubel, (29. Auflage) 2002

DVDs

Working with Natural Rhythms: The Five Element Theory. The College of Natural Nutrition, 2007

Kapitel 5

Herman Aihara, *Säuren und Basen*. Mahajiva, (4. Auflage) 1995

Robin Bottomley, *You Don't Have to Feel Unwell*. Newleaf, 2000

Max Gerson, *Eine Krebstherapie*. Natura Viva, (2. Auflage) 2002

Dr. Henry Lindlahr, *The Philosophy of Natural Therapeutics*. Lindlahr Publishing Co., 1936; Neuausgabe von Vermilion, 2005

DVDs

Hering's Law of Cure: Acute and Chronic Diseases. The College of Natural Nutrition, 2007

Kapitel 6

Nancy Appleton, *The Curse of Louis Pasteuer*. Choice, 1999

Harriet Beinfield, *Between Heaven and Earth*. Ballantine Books, Inc., 1992

Robin Bottomley, *You Don't Have to Feel Unwell*. Newleaf, 2000

Dianne M. Connelly, *Traditionelle Akupunktur: Das Gesetz der fünf Elemente*. B. Endrich (2. Ausgabe, TB), 1995

Christine Maggiore, *What If Everything You Thought You Knew About AIDS Was Wrong?*. Bridge of Love, 1996

Weston Price, *Nutrition and Physical Degeneration*. P.B Hoeber, 1939; Neuausgabe von Price Pottenger Nutrition, 2008

Janine Roberts, *Fear of the Invisible*. Impact Investigative Media Productions, 2008

DVDs

Working with Natural Rhythms: The Five Element Theory. The College of Natural Nutrition, 2007

The Tubercular Taint: Bacterial and Viral Activity (Pasteur vs Béchamp). The College of Natural Nutrition, 2007

Kapitel 7

Phase Eins

Dr. F. Batmanghelidj, *Sie sind nicht krank, Sie sind durstig: Heilung von innen mit Wasser und Salz* 1994)

James Braley und Ron Hoggan, *Dangerous Grains: Why Gluten Cereal Grains May Be Hazardous to your Health*. Avery Health Guides, 2003

Sally Fallon und Mary Enig, *Nourishing Traditions: The Cookbook that Challenges Politically Correct Nutrition and the Diet Dictocrats*. New Trends Publishing, Inc., 1999

Max Gerson, *Eine Krebstherapie*. Natura Viva, (2. Auflage) 2002

Elaine Gottschall, *Breaking the Vicious Cycle: Intestinal Health Through Diet*. Kirkton Press Ltd, 1994

Doris Grant und Jean Joice, *Food Combining for Health*. Thorsons, 1984

Luke Jackson, *A User Guide to the G/CF Diet for Autism, Asperger Syndrome and ADHD*. Jessica Kingsley Publishers, 2001

Phase Zwei

Dr. Johanna Budwig, *Flax Oil as a True Aid Against Arthritis, Heart Infarction, Cancer and Other Diseases*, Apple Publishing Co. Ltd., 1994

Mary Enig, *Know Your Fats*. Bethesda Press, 2000

Valerie Gennari Cooksley, *Seaweed*. Steward, Tabori and Chang, Inc., 2007

Patrick Holford und Dr. James Braly, *The H Factor*. Piatkus Books, 2003

Frank Orthoefer, *Lecithin and Health*. Vital Health Publishing, 2004

Phase Drei

Herb Boynton, Mark F. McCarthy und Richard D. Moore, *The Salt Solution*. Avery Publishing Group Inc., 2001

David Brownstein, MD, *Iodine: Why You Need It*. Alternative Medical Press, 2008

Carolyn Dean, *The Miracle of Magnesium*. Random House, Inc., 2003

Carl Pfeiffer, *Zinc and Other Micronutrients*. Keats Publishing, Inc., 1978

DVDs

The Three Stages of Treatment. The College of Natural Nutrition, 2007

Kapitel 8

DVDs

How to Take a Case History. The College of Natural Nutrition, 2007

Kapitel 9

J. W. Armstrong, *The Water of Life: A Treatise on Urine Therapy*. True Health Publishing Company, 1951; Neuausgabe von Vermilion, 2005

Martha M. Christy, *Unsere eigene perfekte Medizin*. Ennsthaler, (2. Auflage) 2005

Max Gerson, *Eine Krebstherapie*. Natura Viva, (2. Auflage) 2002

William A. McGarey, *The Oil That Heals*, ARE Press, 1994

Edgar Cayce and the Palma Christi, ARE Press, 1967; Neuausgabe 1992

M. T. Morter, *Correlative Urinalysis: The Body Knows Best*, Best Research, 1988

Coen Van Der Kroon, *Die goldene Fontäne. Die praktische Anwendung der Urintherapie*. Egmont vgs, 1999

DVDs

Natural Nutrition Techniques. The College of Natural Nutrition, 2007

Anhang II

David Brownstein, MD, *Iodine: Why You Need It*, Alternative Medical Press, 2008

David M. Derry, MD, PhD, *Breast Cancer and Iodine*, Trafford Publishing, 2001

Max Gerson, *Eine Krebstherapie*. Natura Viva, (2. Auflage) 2002

Über die Autorin

Barbara Wren lehrt und unterrichtet seit 27 Jahren. Sie weist einen alternativen Heilweg über die Ernährung und heilende Anwendungen auf. Barbara Wren praktiziert seit 35 Jahren alternative Medizin und glaubt seit jeher, dass die Stärkung des Individuums durch die Verbindung mit seinem inneren Wissen der einzig wahre Weg zurück zu Ganzheit und Glück im Einklang mit den Gesetzen und Rhythmen des Universums ist.

Die Einzigartigkeit der Methode ihres *College of Natural Nutrition* (*College für natürliche Ernährung*) steht immer am führenden Rand der Körperheilverfahren, so dass der Körper in den Rhythmen des Universums tanzen kann und auf stattfindende Veränderungen positiv reagieren kann.

Weitere Informationen über Barbara Wren und ihre Arbeit finden Sie unter www.natnut.co.uk.